Kliniktaschenbücher

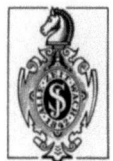

J. Schölmerich

# ASZITES

Pathophysiologie – Diagnostik – Therapie

Mit einem Geleitwort von W. Gerok

Mit 62 Abbildungen und 67 Tabellen

Springer-Verlag
Berlin Heidelberg New York
London Paris Tokyo
Hong Kong Barcelona
Budapest

Professor Dr. med. Jürgen Schölmerich
Medizinische Universitätsklinik
Franz-Josef-Strauß-Allee
D-8400 Regensburg

ISBN-13: 978-3-540-51204-2    e-ISBN-13: 978-3-642-74791-5
DOI: 10.1007/978-3-642-74791-5

CIP-Titelaufnahme der Deutschen Bibliothek
Schölmerich, Jürgen:
Aszites . Pathophysiologie – Diagnostik – Therapie / J. Schölmerich. Mit einem Geleitw. von
W. Gerok. – Berlin ; Heidelberg ; New York ; London ; Paris ; Tokyo ; Hong Kong ; Barcelona ;
Budapest : Springer, 1991
(Kliniktaschenbücher)

Dieses Werk ist urheberrechtlich geschützt. Die dadurch begründeten Rechte, insbesondere die
der Übersetzung, des Nachdrucks, des Vortrags, der Entnahme von Abbildungen und Tabellen,
der Funksendung, der Mikroverfilmung oder der Vervielfältigung auf anderen Wegen und der
Speicherung in Datenverarbeitungsanlagen, bleiben, auch bei nur auszugsweiser Verwertung,
vorbehalten. Eine Vervielfältigung dieses Werkes oder von Teilen dieses Werkes ist auch im
Einzelfall nur in den Grenzen der gesetzlichen Bestimmungen des Urheberrechtsgesetzes der
Bundesrepublik Deutschland vom 9. September 1965 in der jeweils gültigen Fassung zulässig.
Sie ist grundsätzlich vergütungspflichtig. Zuwiderhandlungen unterliegen den Strafbestimmungen des Urheberrechtsgesetzes.

© Springer-Verlag Berlin Heidelberg 1991

Die Wiedergabe von Gebrauchsnamen, Warenbezeichnungen usw. in diesem Werk berechtigt
auch ohne besondere Kennzeichnung nicht zu der Annahme, daß solche Namen im Sinn der
Warenzeichen- und Markenschutzgesetzgebung als frei zu betrachten wären und daher von jedermann benutzt werden dürften.

Produkthaftung: Für Angaben über Dosierungsanweisungen und Applikationsformen kann
vom Verlag keine Gewähr übernommen werden. Derartige Angaben müssen vom jeweiligen
Anwender im Einzelfall anhand anderer Literaturstellen auf ihre Richtigkeit überprüft werden.

21/3145-543210 – Gedruckt auf säurefreiem Papier

Für Bettina, Anke, Maike und Markus

# Geleitwort

Aszites, die Ansammlung von Flüssigkeit in der freien Bauchhöhle, ist seit der Antike als Krankheitssymptom bekannt. Die Probleme der Ursachen und der Pathogenese des Aszites, seiner Zuordnung zu verschiedenen Krankheiten und nicht zuletzt seiner Therapie haben seither immer wieder Ärzte beschäftigt. Denn schon früh wurde erkannt, daß es sich dabei nicht um eine unwichtige oder belanglose Manifestation einer Krankheit handelt, sondern daß ein Aszites stets das Symptom einer schweren Grundkrankheit ist.

In den letzten Jahren sind auf dem Gebiet der Aszitesforschung wichtige Fortschritte erzielt worden, die auch für ärztliche Entscheidungen in der Praxis von Bedeutung sind. Humorale und nervale Signale, die vor allem bei Lebererkrankungen zu einer Störung der Nierenfunktion, der Elektrolytregulation und des Wasserhaushaltes führen, konnten mit neuen Methoden genauer analysiert werden. Für die Diagnostik und Differentialdiagnose des Aszites wurden neue Verfahren eingesetzt und auf ihre Sensitivität und Spezifität geprüft, so daß für die Zuordnung des Aszites zu bestimmten Grundkrankheiten ein rationaler Untersuchungsgang angegeben werden kann. Neue Aspekte ergaben sich auch für die Folgezustände des Aszites, besonders das hepatorenale Syndrom. Nicht zuletzt sind die traditionellen Verfahren der Aszitestherapie kritisch überprüft und neue therapeutische Techniken, z. B. der peritoneovenöse Shunt, entwickelt worden.

Mein langjähriger Mitarbeiter an der Med. Univ.-Klinik in Freiburg, Prof. Dr. J. Schölmerich, hat sich im Rahmen der gastroenterologisch-hepatologischen Arbeitsgruppe intensiv und erfolgreich mit den verschiedenen pathogenetischen, diagnostischen

und therapeutischen Aspekten des Aszites und seiner Folgezustände befaßt. Zur Klärung vieler Probleme hat er originelle und kritische Beiträge geleistet, die internationale Anerkennung gefunden haben. In der vorliegenden Monographie sind seine Beobachtungen, wissenschaftlichen Erkenntnisse und klinischen Erfahrungen zusammengefaßt und kritisch ausgewertet.
Nach meinem Urteil ist dies ein Beispiel erfolgreicher klinischer Forschung, deren Resultate unmittelbar in die ärztliche Praxis übertragen werden können. Das kritisch abwägende Urteil des Autors ist sowohl bei der Bewertung der eigenen klinischen Experimente, wie auch bei der Auswertung der wissenschaftlichen Literatur erkennbar. Das Buch ist deshalb ein verläßlicher Ratgeber für jeden Arzt, der mit den Phänomenen des Aszites bei einem Kranken konfrontiert ist. Darüber hinaus zeigt es die noch ungelösten Probleme und kann dadurch die weitere klinische und experimentelle Forschung stimulieren.

Freiburg, Januar 1991 W. Gerok

# Danksagung

Ich möchte Frau Gabriele Zahn und Frau Monika Ulrich für wesentliche Hilfe bei der Herstellung des Manuskriptes und der Abbildungen danken. Ohne sie wäre dieses Buch nie fertig geworden. Herrn Michael Roth danke ich für die Hilfe bei der Korrektur.
Meinem Lehrer Wolfgang Gerok habe ich die Möglichkeit zu verdanken, über Jahre das Thema „Aszites" zu bearbeiten. Er hat mir während dieser Zeit vielfältige Anregungen gegeben und ist so „mitverantwortlich" für das Entstehen dieser Monographie.
Herrn Klaus Peter Maier und Herrn Eckard Köttgen bin ich dankbar für die frühe Hinführung zu diesem Thema und die langjährige freundschaftliche Begleitung dieser Arbeit. Frau Brigitte Volk und Herrn Alexander Gerbes bin ich wegen vieler anregender Diskussionen und langjähriger fruchtbarer Zusammenarbeit auf dem Gebiet der Aszitesforschung verbunden. Den Herren Heinz Knauf, Dietrich Keppler und Heinrich Wernze habe ich vielfache Anregungen und Hilfen zu verdanken.
Schießlich möchte ich den Doktoranden Dorothee Deiss, Wilfried Diener, Stephan Ehlers, Cornelia Grube, Claudia Kämmerer, Martin Mißmahl, Peter Schoop, Eva Wenk und Udo Zimmermann, deren Mitarbeit viele hier dargestellten Befunde erst ermöglicht hat, danken.

# Inhaltsverzeichnis

| | | |
|---|---|---|
| **1** | **Einleitung** | 1 |
| **2** | **Pathophysiologie** | 5 |
| 2.1 | Allgemeine Pathomechanismen der Aszitesentstehung | 5 |
| 2.2 | Einzelne Erkrankungen und Krankheitsgruppen | 8 |
| 2.2.1 | Leberzirrhose | 8 |
| 2.2.2 | Kardiale Erkrankungen | 12 |
| 2.2.3 | Maligne Erkrankungen | 13 |
| 2.2.4 | Urämie und chronische Hämodialyse | 14 |
| 2.2.5 | Infektionen | 15 |
| 2.2.6 | Seltene Ursachen | 17 |
| 2.2.7 | Weitere Krankheitsgruppen | 18 |
| 2.3 | Störungen der Nierenfunktion bei Lebererkrankungen | 19 |
| 2.3.1 | Renale Natriumretention | 19 |
| 2.3.2 | Renale Wasserretention | 29 |
| 2.3.3 | Störung der Harnkonzentration | 33 |
| 2.3.4 | Nierenversagen | 33 |
| **3** | **Folgen des Aszites** | 45 |
| 3.1 | Spontane bakterielle Peritonitis | 45 |
| 3.2 | Weitere Folgen | 46 |
| **4** | **Diagnose und Differenzierung der Aszitesformen** | 49 |
| 4.1 | Diagnose | 49 |
| 4.2 | Differenzierung der Aszitesformen | 51 |
| 4.2.1 | Einzelne Laborparameter | 53 |
| 4.2.2 | Maligner versus benigner Aszites | 59 |

| 4.2.3 | Steriler versus infizierter Aszites | 61 |
| --- | --- | --- |
| 4.2.4 | Praktisches Vorgehen | 64 |

**5 Diagnose und Differenzierung des Nierenversagens bei Lebererkrankungen** .... 67
| 5.1 | Diagnose | 68 |
| --- | --- | --- |
| 5.2 | Differenzierung | 68 |
| 5.2.1 | Einzelne Parameter | 68 |
| 5.2.2 | Abgrenzung der wichtigen Formen | 73 |
| 5.2.3 | Praktisches Vorgehen | 75 |

**6 Therapie** .................................................. 77
| 6.1 | Indikation und Voraussetzungen der Therapie | 77 |
| --- | --- | --- |
| 6.1.1 | Indikation | 77 |
| 6.1.2 | Voraussetzungen der Aszitestherapie | 79 |
| 6.2 | Aszites bei Leberzirrhose | 82 |
| 6.2.1 | Basistherapie | 82 |
| 6.2.2 | Medikamentöse Behandlung | 85 |
| 6.2.3 | Parazentese | 109 |
| 6.2.4 | Aszitesreinfusion und peritoneovenöser Shunt | 117 |
| 6.2.5 | Vorhersage des Therapieerfolges | 141 |
| 6.2.6 | Praktisches Vorgehen und Wahl des Therapieverfahrens | 147 |
| 6.3 | Komplikationen des Aszites | 152 |
| 6.3.1 | Spontane bakterielle Peritonitis | 152 |
| 6.3.2 | Andere Komplikationen des Aszites | 156 |
| 6.4 | Aszites bei malignen Erkrankungen | 157 |
| 6.4.1 | Basistherapie und Parazentese | 158 |
| 6.4.2 | Zytostatika und experimentelle Therapieformen | 158 |
| 6.4.3 | Peritoneovenöser Shunt | 160 |
| 6.5 | Andere Aszitesformen | 163 |
| 6.6 | Nierenversagen bei Leberzirrhose | 166 |
| 6.6.1 | Hepatorenales Syndrom | 166 |
| 6.6.2 | Pseudohepatorenales Syndrom | 173 |
| 6.7 | Zukünftige Therapieformen | 175 |

**Literatur** 177

# Abkürzungen

| | |
|---|---|
| ACE | Angiotensin-converting-Enzym |
| ADH | antidiuretisches Hormon |
| AFP | α-Fetoprotein |
| ANP | atriales natriuretisches Peptid |
| AT II | Angiotensin II |
| $Cl_{Cr}$ | Kreatininclearance |
| $Cl_{H_2O}$ | Clearance von freiem Wasser |
| FENa | fraktionelle Natriumelimination |
| GFR | glomeruläre Filtrationsrate |
| i. A. | im Aszites |
| i. P. | im Plasma |
| i. S. | im Serum |
| LDH | Laktatdehydrogenase |
| MAP | mittlerer arterieller Blutdruck |
| NOR | Noradrenalin |
| PAF | plättchenaktivierender Faktor |
| PAL | Plasmaaldosteron |
| PRA | Plasmareninaktivität |
| RBP | retinolbindendes Protein |
| RES | retikuloendotheliales System |
| RAAS | Renin-Angiotensin-Aldosteron-System |
| SBP | spontane bakterielle Peritonitis |
| SNa | Serumnatrium |
| SCrea | Serumkreatinin |
| UCrea | Urinkreatininausscheidung |
| UNa | Urinnatriumausscheidung |
| UNa/K | Natrium-Kalium-Quotient im Urin |
| UOsm | Urinosmolarität |
| UVol | Urinvolumen |

# 1 Einleitung

Der Begriff Aszites bezeichnet die Ansammlung von Flüssigkeit in der freien Bauchhöhle. In der Regel ist das Auftreten von Aszites Symptom einer fortgeschrittenen Erkrankung. Die Prognose ist also in der Mehrzahl der Fälle ungünstig. Bei Vorliegen größerer Mengen von Aszites können erhebliche Beschwerden auftreten, wobei Dyspnoe, abdominelle Schmerzen, Immobilität oder größere Hernien an vorgebildeten Bruchpforten dominieren. Durch Zwerchfellücken kann es zu Pleuraergüssen kommen. Verschiedentlich ist diskutiert worden, daß der erhöhte abdominelle Druck sowohl die Nierenfunktion beeinträchtigen als auch das Risiko einer oberen gastrointestinalen Blutung erhöhen kann. Da die Therapie des Aszites sich nach der Ursache und den unterschiedlichen Pathomechanismen orientieren muß, kommt der diagnostischen Zuordnung des Aszites wesentliche Bedeutung zu. Sowohl die Diagnostik als auch die Therapie richten sich nach der Ätiologie und Pathogenese. Wegen der Schwere der Grunderkrankung und der damit verbundenen schlechten Prognose ist die Therapie des Aszites jedoch fast immer palliativer Natur. Diesem Gesichtspunkt sollten sich alle Maßnahmen zur Diagnostik und Therapie unterordnen.

Aszites kann bei sehr unterschiedlichen Erkrankungen auftreten (Tabelle 1), ist aber meist durch eine chronische Lebererkrankung oder durch maligne Erkrankungen primärer oder sekundärer Natur in der Peritonealhöhle bedingt (Abb. 1). Bei etwa 30% der Patienten mit Leberzirrhose kommt es im Verlauf der Erkrankung zur Ausbildung von Aszites. Eine Peritonealkarzinose ist fast immer mit Aszites verbunden. In der Freiburger Medizinischen Universitätsklinik weisen etwa 2% der stationär aufgenom-

**Tabelle 1.** Verschiedene Formen des Aszites und ihre Ursachen

| | |
|---|---|
| Portaler Aszites | Leberzirrhose<br>Akute Hepatitis<br>Fettleberhepatitis<br>Budd-Chiari-Syndrom<br>Lebervenenthrombose<br>Pfortaderthrombose (selten)<br>Zystenleber<br>Lebervenenklappen<br>Arteriovenöse Fisteln |
| Kardialer Aszites | Rechtsherzinsuffizienz<br>Pericarditis constrictiva |
| Maligner Aszites | Peritonealkarzinose<br>Intraabdominelle Tumoren<br>Hepatozelluläres Karzinom<br>Metastasenleber<br>Mesotheliom<br>Lymphatische Systemerkrankungen (mit und ohne Leberinfiltration)<br>Pseudomyxom<br>Karzinoid<br>Plasmozytom<br>Paraproteinämien<br>Mastozytose |
| Entzündlicher Aszites | Bakterielle Peritonitis<br>Spontan bakterielle Peritonitis<br>Tuberkulose<br>Vaskulitis<br>Eosinophile Gastroenteritis<br>Genitale Infektionen (Chlamydien)<br>Virusinfektionen (Mononukleose) |
| Pankreatogener Aszites | Akute Pankreatitis |
| Seltene Aszitesformen | Schwere Hypalbuminämie (Morbus Ménétrier, nephrotisches Syndrom, idiopathisch)<br>Mesenterialvenenthrombose<br>Peritonealdialyse<br>Urämie und chronische Hämodialyse<br>Morbus Whipple<br>Hypothyreose<br>Amyloidose<br>Stärkeperitonitis<br>Follikelüberstimulation<br>Hereditäres angioneurotisches Ödem<br>Chylöser Aszites<br>Neonataler Aszites |

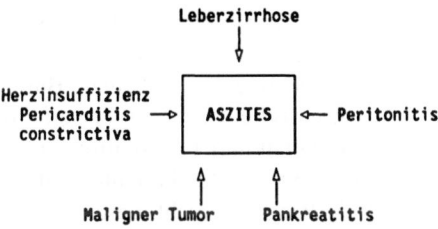

**Abb. 1.** Die wichtigsten ätiologischen Formen des Aszites

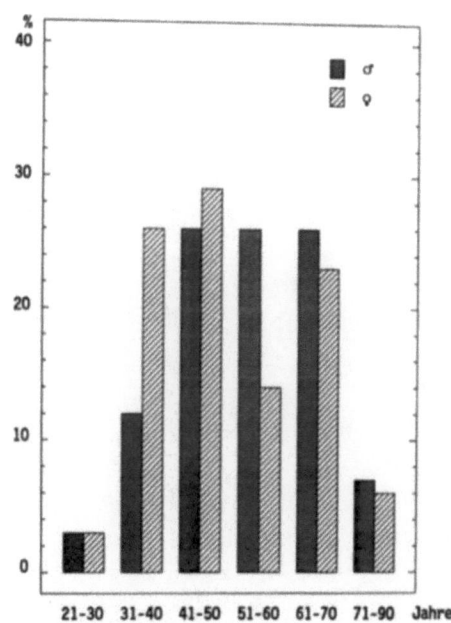

**Abb. 2.** Altersverteilung von 108 Patienten mit Aszites bei Leberzirrhose in der Medizinischen Universitätsklinik Freiburg 1977

menen Patienten dieses Symptom auf. Da durch die ausgiebigere Anwendung der abdominellen Sonographie auch kleinere Aszitesmengen entdeckt werden, steigt die Nachweishäufigkeit an. Das Vorhandensein eines Aszites kann erhebliche Komplikationen auch ohne Bezug zum Grundleiden mit sich bringen. Sie können zum Teil das weitere Schicksal des Patienten bestimmen, wie beispielsweise das Nierenversagen bei hepatorenalem Syndrom, die massive obere gastrointestinale Blutung, die spontane bakterielle Peritonitis bei Leberzirrhose oder die bakterielle Infektion des Aszites bei akuter Pankreatitis. In den meisten Fällen ist der Aszites aber nur ein den Patienten belastendes Symptom, das als solches die Prognose nicht wesentlich beeinflußt. Patienten mit Aszites gehören häufig auch jüngeren und mittleren Altersgruppen an (Abb.2), was die Bedeutung einer raschen Klärung der Ursache und einer wirksamen Therapie unterstreicht.

# 2 Pathophysiologie

## 2.1 Allgemeine Pathomechanismen der Aszitesentstehung

Aszites kann als *Exsudat* und *Transsudat* in Erscheinung treten. Die verschiedenen Formen des „portalen Aszites", der Aszites bei Eiweißmangel, bei Lymphdrainagestörungen, bei Mesenterialvenenthrombose und bei Hypothyreose lassen sich als Transsudat charakterisieren, während die Formen des malignen oder des entzündlichen Aszites und des Aszites bei Pankreatitis, bei ausgeprägterer Peritonitis und bei chronischer Peritonealdialyse als Exsudat aufzufassen sind. Selbstverständlich können sich diese Formen überlagern. So ist beispielsweise der Aszites mit spontaner bakterieller Peritonitis bei Leberzirrhose oder der bei Pfortaderthrombose infolge eines malignen Tumors mit Peritonealbeteiligung als Mischform anzusehen (Tabelle 1).

Lokale Faktoren sind für Störungen des Flüssigkeitsaustausches zwischen dem Blut in den Kapillargefäßen des Peritoneums und der freien Bauchhöhle verantwortlich. Dieser Austausch wird – wie in anderen Kapillargebieten von den *Starling-Kräften* bestimmt: dem hydrostatischen und dem onkotischen Druck. Eine Zunahme des hydrostatischen Druckes in den Kapillaren (vorwiegend abhängig vom arteriellen und venösen Blutdruck) und einer Abnahme des onkotischen (kolloidosmotischen) Druckes im Kapillarblut (vorwiegend abhängig vom Proteingehalt des Blutes) begünstigen den vermehrten Übertritt von Flüssigkeit in die freie Bauchhöhle. Entgegengesetzt wirken der hydrostatische und der onkotische Druck in der Aszitesflüssigkeit: Anstieg des hydrostatischen Druckes und Abfall des onkotischen Druckes im

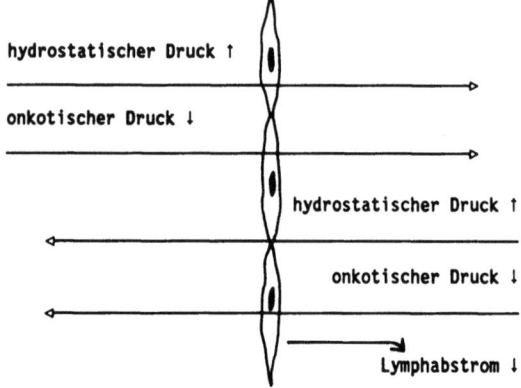

**Abb. 3.** Die Starling Kräfte (hydrostatischer Druck und onkotischer Druck) beeinflussen den Flüssigkeitsaustausch zwischen Kapillarblut *(links)* und Aszites *(rechts)* in der freien Bauchhöhle

Aszites bewirken den Rückstrom von Flüssigkeit in die Kapillaren. Ferner ist an der Aszitesproduktion die Lymphe beteiligt, die aus Gewebsspalten in die freie Bauchhöhle austreten kann. Bei Überproduktion der Lymphe und besonders bei Behinderung des Lymphabflusses über die Lymphgefäße wird die Aszitesbildung begünstigt (Abb. 3).

Bei den *portalen Formen* des Aszites, insbesondere bei der Leberzirrhose und seltener bei der akuten Hepatitis, ist eine hepatisch ausgelöste Kapillardruckerhöhung gemeinsam mit einer portalen Hypervolämie und einer Hypalbuminämie Ursache eines Ungleichgewichts der Starling-Kräfte und einer daraus resultierenden gesteigerten kapillären Filtration mit erhöhtem peritonealem Transsudat. Aszites tritt dann auf, wenn die lymphatische Drainage und die transperitoneale Rückresorption nicht mehr kompensatorisch ausreichen. Dies ist bei der Pfortader- oder Mesenterialvenenthrombose, bei der hepatische Kapillardrucksteigerung und Albuminmangel fehlen, seltener der Fall, so daß es hier sehr viel weniger häufig zur Aszitesbildung kommt. Bei verschiedenen Formen der Lymphdrainagestörung, zum Beispiel bei Morbus Whipple, ist die Filtration nicht erhöht, der Abtransport von Lymphe aber nicht mehr ausreichend.

Bei den exsudativen Formen lassen sich im wesentlichen der infektiös bedingte Aszites, der Aszites bei vermehrter Flüssigkeitsproduktion maligner Zellen und der Aszites bei vermehrter Flüssigkeitssekretion infolge einer akuten hämorrhagischen Pankreatitis differenzieren.

Beim *entzündlichen und pankreatogenen* Aszites spielen vermutlich Mediatorstoffe (Kinine, Leukotriene), die eine verstärkte Permeabilität der Peritonealgefäße verursachen, eine wichtige pathogenetische Rolle. Es handelt sich meist um eine proteinreiche Aszitesflüssigkeit, also um ein Exsudat. Dieser Befund weist auf eine Steigerung der Kapillarpermeabilität hin. Bei Durchlässigkeit der Kapillaren für Proteine kann ein onkotischer Druckgradient nicht mehr aufrecht erhalten werden, so daß der hydrostatische Druck ohne Gegenwirkung durch den onkotischen Druck den Übertritt von Flüssigkeit in die Bauchhöhle allein bestimmt. Bei Entzündungen kommt eine gesteigerte Lymphproduktion hinzu, während bei Malignomen, besonders bei ausgedehnter Peritonealkarzinose, der Lymphabfluß wegen Verlegung der Lymphgefäße und Tumormetastasen in den regionalen Lymphknoten behindert ist.

Von Bedeutung ist auch eine Störung der Volumenregulation, die durch systemische Faktoren ausgelöst wird. Die Relation von intravasalem Volumen und Gefäßfüllung wird von Rezeptoren registriert; über die hierdurch ausgelösten nervalen und humoralen Signale wird die Flüssigkeitshomöostase durch die renale Natrium- und Wasserexkretion bzw. -resorption reguliert.

Bei den Grunderkrankungen, die zum Aszites führen, ist die Niere in der Regel organisch intakt. Die Natriumretention und die aus osmotischen Gründen damit verbundene Flüssigkeitsretention müssen deshalb darauf beruhen, daß ein vermindertes Flüssigkeitsvolumen registriert und mit einer renalen Natrium- und Flüssigkeitsretention beantwortet wird, oder daß eine Störung im Regulationssystem auf der Ebene der Rezeptoren oder der nervalen und humoralen Informationsübermittlung an die Nieren vorliegt. Für das intravasale Flüssigkeitsvolumen, das von den Rezeptoren registriert wird und damit die Volumenregulation bestimmt, wurde der Begriff „effektives Blutvolumen" eingeführt.

## 2.2 Einzelne Erkrankungen und Krankheitsgruppen

### 2.2.1 Leberzirrhose

Bei Aszites als Folge eines Pfortaderhochdruckes (portaler Aszites) sind die lokalen Faktoren für eine Erklärung der Aszitesbildung nicht ausreichend. Weder die alleinige Drucksteigerung im Kapillargebiet des Pfortadersystems mit Zunahme des intrakapillären hydrostatischen Druckes, noch die alleinige Hypoproteinämie durch verminderte Albuminsynthese in der zirrhotischen Leber mit Abnahme des intrakapillären onkotischen Druckes sind in der Regel imstande, eine Aszitesbildung auszulösen. Beide Faktoren gemeinsam sind zwar eine notwendige, aber nicht hinreichende Bedingung für die Aszitesbildung. Entscheidend für die Manifestation eines Aszites ist die hinzutretende systemische Störung der Volumenregulation mit inadäquater Natrium- und Flüssigkeitsretention durch die Niere. Ursache und Art dieser Störung der Volumenregulation sind noch nicht vollständig bekannt.

Die bisher gefundenen Phänomene bei klinischem und experimentellem portalem Aszites werden am schlüssigsten durch die Hypothese der *peripheren arteriellen Vasodilatation* erklärt. Danach ist das initiale Ereignis bei der Entstehung des portalen Aszites eine verminderte Füllung des arteriellen Gefäßsystems, besonders im Splanchnikusgebiet. Diese verminderte Füllung beruht – im Gegensatz zur früheren Hypothese der Aszitespathogenese („Underfilling-Hypothese") – nicht auf einer Abnahme des intravasalen Flüssigkeitsvolumen, sondern auf einer inadäquaten Dilatation der arteriellen Gefäße, wahrscheinlich bedingt durch vasoaktive Stoffe (z.B. plättchenaktivierender Faktor, PAF), die bei Leberzirrhose mit portokavalen Anastomosen nicht ausreichend inaktiviert werden. Die im Vergleich zum intravasalen Volumen verminderte Füllung wird über Barorezeptoren registriert und löst Kompensationsmechanismen aus: eine Steigerung der Auswurfleistung des Herzens, die Sekretion von Vasopressin, eine Aktivierung des Renin-Angiotensin-Aldosteron-Systems (RAAS) und eine Stimulation des adrenergen Systems mit Bildung von Noradrenalin. Die humoralen und nervalen Signale bewirken an der Niere eine Vasokonstriktion und eine Steigerung der Natrium- und Wasserretention. Die Folge ist eine Expansion des Blutvolumens mit Normalisierung der Mediatorstoffe, der adrenergen Stimulation und der Nierenhämodynamik. Diese Reaktionsfolge wird bei kompensierter Leberzirrhose mit portaler Hypertension beobachtet (Abb. 4).

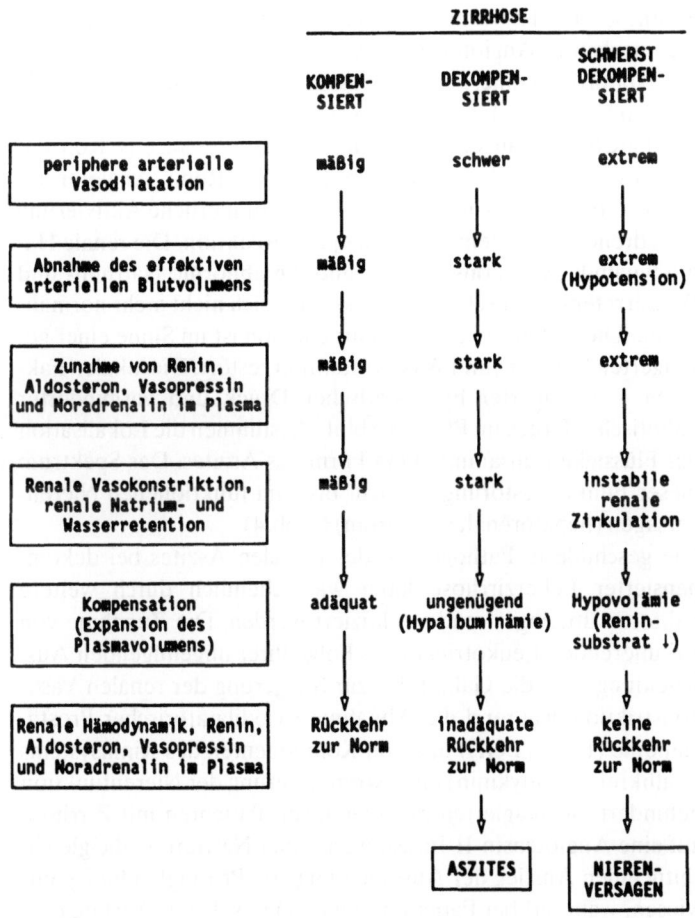

**Abb. 4.** Störung der systemischen Volumenregulation als Ursache der Nierenfunktionsstörung bei Leberzirrhose (Nach Schrier et al. 1988)

Bei *dekompensierter Leberzirrhose* mit portaler Hypertension ist dagegen die arterielle Vasodilatation so ausgeprägt, daß die Verminderung des von den Barorezeptoren registrierten effektiven Blutvolumens auch durch die stark erhöhten gegenregulatorischen Hormone und die gesteigerte adrenerge Aktivierung nicht ausgeglichen werden kann. Bei schwer gestörter Leberfunktion und bei aktiviertem RAAS kommt es infolge der reduzierten Synthese und des vermehrten Verbrauchs zu einem Mangel an Reninsubstrat (Angiotensinogen). Lokale Faktoren, besonders eine Hypoproteinämie, hemmen zusätzlich die Expansion des intravasalen Volumens. Es resultieren eine anhaltende nicht osmotisch bedingte Steigerung der Sekretion von Vasopressin, eine Konzentrationszunahme der Komponenten des Renin-Angiotensin-Aldosteron-Systems im Blut und eine kontinuierliche Aktivierung des adrenergen Systems ohne adäquate Reaktion. Die renale Hämodynamik (Vasokonstriktion) und die abnorme Natrium- und Wasserretention durch die Niere können sich nicht mehr normalisieren. Die systemische Volumenregulation ist im Sinne einer gesteigerten Natrium- und Wasserretention gestört. Die lokalen Faktoren – gesteigerter hydrostatischer Druck und verminderter onkotischer Druck im Pfortaderblut – bestimmen die Lokalisation der Flüssigkeitsansammlung in Form des Aszites. Das Spektrum dieser Funktionsstörungen reicht bis zum funktionellen Nierenversagen (hepatorenales Syndrom) (Abb. 4).

Die geschilderte Pathogenese des portalen Aszites bei dekompensierter Leberzirrhose kann wahrscheinlich durch weitere Faktoren überlagert und modifiziert werden. Die Zunahme von zirkulierenden Leukotrienen als Folge ihrer ungenügenden Ausscheidung über die Galle führt zur Steigerung der renalen Vasokonstriktion, während die Abnahme vasodilatatorischer Prostaglandine ($PGE_2$, $PGI_2$) und von Komponenten des Kininsystems (Kallikrein, Bradykinin) eine Normalisierung der Nierenfunktion behindert. So reagierten nur diejenigen Patienten mit Zirrhose auf eine Angiotensin-II-Infusion mit einer Natriurese, die gleichzeitig einen Anstieg der Ausscheidung von Prostaglandin $E_2$ aufwiesen, während bei Patienten ohne einen solchen Anstieg eine Abnahme der Natriumausscheidung erfolgte. Es gibt ferner Hinweise für eine erhöhte Empfindlichkeit der Nierentubuluszellen

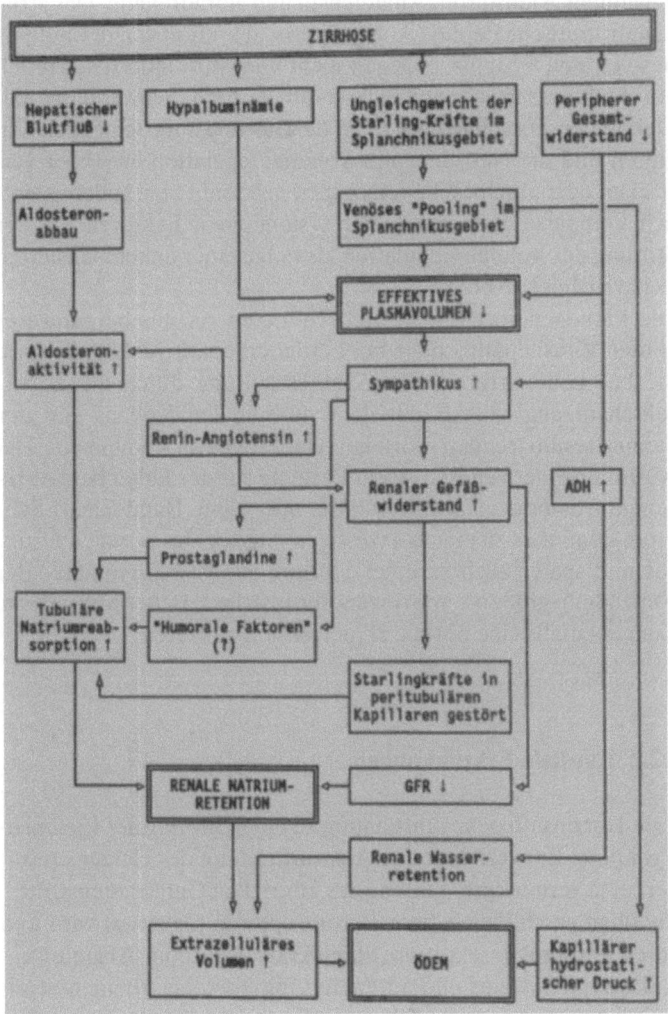

**Abb. 5.** Faktoren der Aszitesentstehung bei Leberzirrhose

gegenüber Aldosteron, Angiotensin und Noradrenalin. Das atriale natriuretische Peptid (ANP), dessen Sekretion von der Füllung des venösen Systems, dagegen nicht vom verminderten arteriellen Füllungszustand abhängt, kann je nach Schweregrad der Dekompensation und der Dauer der Störung unterschiedlich reagieren und die Natrium- und Volumenregulation entweder verstärken oder abschwächen. Es ergibt sich somit eine außerordentlich komplexe Vernetzung der systemischen Faktoren bei der Störung der Volumenregulation als Folge einer dekompensierten Leberzirrhose (Abb. 5).

Die Pathogenese des sehr viel selteneren Aszites bei schwerer akuter Virushepatitis oder bei Fettleberhepatitis ist ähnlich wie die bei Leberzirrhose. Die Synthesestörung durch die Leberzellschädigung ist hier mit dem sinusoidalen Kollaps und der daraus resultierenden portalen Hypertension kombiniert. Bei Auftreten einer venösen Abflußstauung aus der Leber bei Lebervenenthrombose, Cavathrombose oder dem Budd-Chiari-Syndrom kommt es zu einem exzessiven Anstieg des portalen Druckes und später auch zu einer Störung der Proteinsynthese. Bei Ausbildung größerer arteriovenöser Fisteln, z. B. der Milzgefäße, kann ebenfalls eine portale Hypertension auftreten.

### 2.2.2 Kardiale Erkrankungen

Eine Herzinsuffizienz führt häufig zu einer *Störung der Volumenregulation*. Bei verminderter Auswurfleistung des Herzens resultiert eine verminderte Füllung des arteriellen Gefäßsystems, die – wie oben geschildert – über Barorezeptoren registriert wird und durch Vasopressinsekretion, Stimulation des Renin-Angiotensin-Aldosteron-Systems und adrenerge Impulse eine kompensatorische renale Natrium- und Wasserretention auslöst. Im Gegensatz zum portalen Aszites fehlen aber die lokalen Faktoren. Ein Aszites tritt deshalb bei Herzinsuffizienz selten oder nur in Spätstadien auf. Eine Drucksteigerung im zentralen Venensystem überträgt sich wegen des zwischengeschalteten Gefäßbettes der Leber offenbar erst spät auf das Pfortadersystem. Oft fehlt dabei eine ausgeprägte Hypoproteinämie. Eine Ausnahme bildet der kardiale Aszites bei *Pericarditis constrictiva*, der sich schon früh im Krankheitsverlauf, oft vor der Entstehung peripherer Ödeme, manifestiert (Ascites praecox). Es wird angenommen, daß die Ummauerung der dicht unter dem Herzbeutel einmündenden Lebervenen durch die Perikardschwielen und -verkalkungen mit dadurch resultierendem exzessivem Pfortaderhochdruck und einer Abflußstörung des Lebervenenblutes und der Lymphe die Ursache des früh sich entwickelnden Aszites ist.

### 2.2.3 Maligne Erkrankungen

Die Pathogenese des malignen, entzündlichen oder pankreatogenen Aszites ist weit weniger geklärt als die des portalen Aszites. Lokale Faktoren stehen dabei im Vordergrund. Bei der Entstehung des malignen Aszites ist wahrscheinlich die Verlegung der abführenden Lymphwege durch Tumormetastasen ein pathogenetisch bedeutsamer Faktor. Die häufigste Ursache dieser Aszitesform ist die Peritonealkarzinose insbesondere bei Ovarial- und gastrointestinalen Malignomen, wobei es sich meist um eine Exsudation aus tumorös veränderten Gewebsarealen handelt. Verschiedene Untersuchungen haben in malignem Aszites Faktoren nachweisen können, die vermutlich über eine Komplementaktivierung eine vermehrte Extravasation aus normalen Gefäßen bewirken (Abb. 6). Die Natur dieser Faktoren, die ein Molekulargewicht von 34000–42000 Dalton aufweisen, ist bislang nicht geklärt. Zusätzlich spielt die Neugefäßbildung eine Rolle. Diese Faktoren könnten die Entstehung des Aszites bei intraperitonealen Tumoren ohne Peritonealkarzinose erklären. Lymphatische Systemerkrankungen können über eine Infiltration der Leber zur Ausbildung einer portalen Hypertension und einer gestörten Syntheseleistung führen, wodurch dann ebenfalls Aszites entsteht. Dies wurde für chronische Leukämien, für maligne Lymphome und für die systemische Mastozytose beschrieben.
Auch eine Beteiligung des Peritoneums durch maligne Lymphome ist selten als Ursache eines malignen Aszites beobachtet worden.

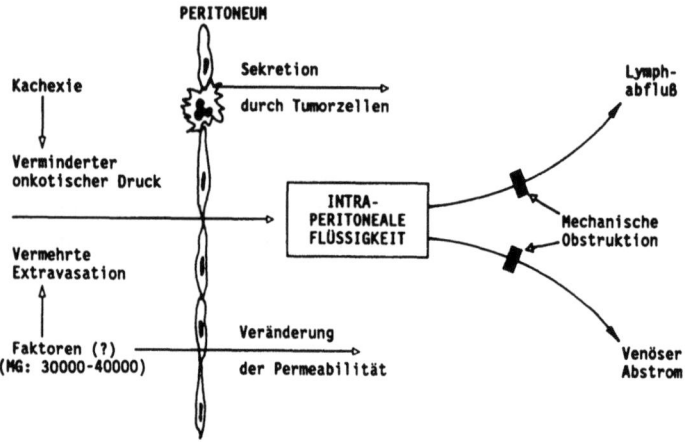

**Abb. 6.** Veränderungen der Flüssigkeitstransporte bei malignem Aszites (MG Molekulargewicht)

Ein Aszites bei Plasmozytombefall des Peritoneums und bei Paraproteinämien mit erhöhter Permeabilität von Arteriolen und Kapillaren (POEMS-Syndrom) wurde ebenfalls vereinzelt gefunden. Schließlich kann auch der Befall der Milz durch Lymphome oder bei Hämoangiolymphomatose einen Aszites verursachen, der dann meist einem hämorrhagischen Exsudat entspricht.

Karzinoidtumoren, maligne Lymphome und eine metastatische Infiltration der abführenden Lymphwege können zu chylösem Aszites führen (siehe 2.2.7). Selten sind Mesotheliome und Pseudomyxome als primäre Tumoren des Peritonealraumes Ursache eines Aszites. In der Regel sind bei Patienten mit malignem Aszites keine Störungen der Nierenfunktion zu beobachten.

### 2.2.4 Urämie und chronische Hämodialyse

Die Genese des *Aszites bei Dialysetherapie* ist bislang nicht geklärt. Es handelt sich eher um ein Exsudat. Hormonelle Ursachen werden ursächlich angeschuldigt, die Leberfunktion ist meist nicht gestört.

Eine vorangegangene Peritonealdialyse mit resultierender peritonealer Entzündung durch hypertone Glukoselösungen oder eine „urämische Serositis" werden in Erwägung gezogen. Eine kongestive Herzinsuffizienz, die häufig gleichzeitig bei Patienten unter chronischer Hämodialyse vorliegt, wurde ebenfalls als Ursache des Aszites diskutiert. Bioptische Untersuchungen des Peritoneums ergaben chronisch-entzündliche Veränderungen und eine Fibrosierung, die einen gestörten Lymphabfluß verursachen könnten.

## 2.2.5 Infektionen

Die *spontane bakterielle Peritonitis* (SBP) ist selten die Ursache eines Aszites, sondern tritt meist als dessen Folge auf. Es handelt sich dabei um einen bakteriell infizierten Aszites ohne nachweisbare Infektionsquelle und ohne erkennbaren Infektionsweg. Diese Komplikation wird bei entsprechender Diagnostik bei bis zu 10% der Kranken mit portalem Aszites, vor allem bei schwer dekompensierter alkoholbedingter Zirrhose und Malabsorption beobachtet. Bei anderen, primär nicht entzündlichen Aszitesformen ist sie selten. Die Infektion wird meist durch gramnegative Bakterien verursacht. Der Infektionsweg ist unklar. Eine hämatogene Infektion bei Bakteriämie, eine transmurale Infektion aus dem Darm bei portalvenöser Stauung, Lecks in den Lymphgefäßen und ein Eintritt über die Tuba uterina werden diskutiert (Abb. 7). Infektionsbegünstigend ist eine Minderung der humoralen komplementvermittelten Infektabwehr im Aszites bei Leberzirrhose, die nach neueren Befunden durch Ablassen des Aszites weiter reduziert wird. Im Gegensatz dazu werden die Opsoninaktivität und die Konzentration von Komplementfaktoren unter einer Diuretikatherapie erhöht. Daraus wurde ein protektiver Effekt einer solchen Therapie bezüglich der Entwicklung einer SBP abgeleitet. Auch eine gestörte Funktion des retikuloendothelialen Systems und eine reduzierte Funktion der Neutrophilen wurden als ursächlich angesehen.

Die *bakterielle Peritonitis* bei Perforation im Bereich des Gastro-

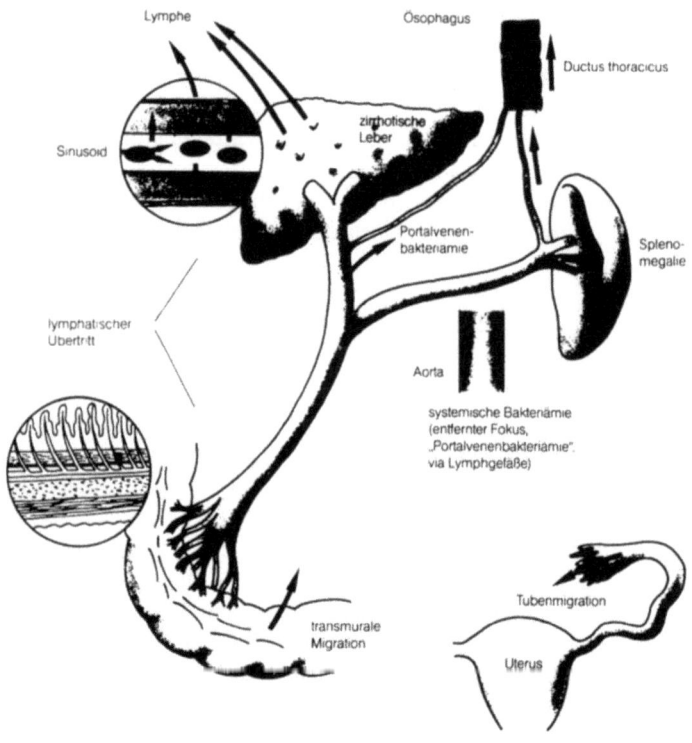

**Abb. 7.** Eintrittspforten bei spontaner bakterieller Peritonitis (Aus Stassen u. Mc Cullough 1985)

intestinaltraktes oder der Gallenwege, einer Echinokokkuszyste und die heute selten gewordene Tuberkulose führen zu einem peritonealen Exsudat.

Genitale Infektionen mit Chlamydia trachomatis sind ebenfalls als Aszitesursachen bei jungen Frauen beobachtet worden. Dieser Befund wurde gehäuft bei Patientinnen mit chronischen Lebererkrankungen erhoben. Dabei ist bemerkenswerteweise keine Erhöhung des Granulozytenzahl im Aszites gefunden worden. Auch Virusinfektionen wie die infektiöse Mononukleose sind als Aszitesursachen beschrieben worden. Man nimmt an, daß eine periportale Infiltration der Leber mit Kompression der Portalvenen oder immunologische Mechanismen über zirkulierende Immunkomplexe ähnlich wie bei akuter Hepatitis B für die Entstehung des exsudativen Aszites verantwortlich sind.

## 2.2.6 Seltene Ursachen

Die *Stärkeperitonitis* ist eine akute granulomatöse Reaktion gegenüber dem Puder, der bei der Lagerung chirurgischer Handschuhe verwendet wird, und tritt demzufolge ausschließlich postoperativ auf. Der Aszites ist steril, es handelt sich immer um ein Exsudat, das reichlich Granulozyten enthält.

Ausgeprägte *Eiweißmangelzustände* wie zum Beispiel bei nephrotischem Syndrom oder Morbus Ménétrier können mit einem peritonealen Transsudat einhergehen. Bei Störungen des Lymphabflusses (Morbus Whipple, Lymphome) kommt es zu einem meist chylösen Aszites. Mesenteriale Ischämien gehen mit Aszites einher. Schließlich sind seltene Ursachen wie eine peritoneale Endometriose, eine Bauchhöhlengravidität oder eine Hypothyreose abzugrenzen. Auch Vaskulitiden und die „eosinophile Gastroenteritis" sind selten Ursache eines entzündlichen Aszites.

Eine *venöse Abflußstauung* an der Leber bedingt durch abnorme Venenklappen in den Lebervenen oder Zystenlebern mit resultierender portaler Hypertension und Kompression der Vena cava sind ebenfalls als Aszitesursache gefunden worden.

Aszites wird häufig während Attacken eines hereditären angioneurotischen Ödems beobachtet, wobei wahrscheinlich eine gesteigerte Kapillarpermeabilität, die für das Krankheitsbild typisch ist, als Ursache angesehen werden kann.

## 2.2.7 Weitere Krankheitsgruppen

**Chylöser Aszites**

Bei fast allen zu Aszites führenden Erkrankungen kann ein chylöser Aszites auftreten. So weisen 0.5% der Patienten mit Aszites bei Leberzirrhose einen chylösen Aszites auf. Als Ursache wird eine Ruptur von Lymphgefäßen infolge des exzessiv erhöhten portalen Drucks angesehen. Auch ein wesentlich erhöhter rechtskardialer Füllungsdruck mit resultierendem Stau des Ductus thoracicus wird diskutiert. Zahlreiche maligne Erkrankungen können mit einem chylösen Aszites einhergehen, so insbesondere Karzinoidtumoren. Dabei wird einerseits die direkte Obstruktion von peritonealen Lymphgefäßen, andererseits die ausgeprägte Fibrose von Endokard, Perikard und verschiedener seröser Häute, die sich bei dieser Erkrankung finden, angeschuldigt.

Auch eine konstriktive Perikarditis kann vermutlich ebenfalls durch einen persistierend erhöhten zentralen Venendruck mit einem Rückstau des Ductus thoracicus zu einem chylösen Aszites führen.

Die Mehrzahl der erwachsenen Patienten mit einem chylösen Aszites weist aber maligne Erkrankungen auf, so insbesondere Lymphome. Im Gegensatz dazu dominieren bei Kindern Mißbildungen des Lymphsystems, wie Lymphangiektasien und Mesenterialzysten, die aber auch bei Erwachsenen manifest werden können.

Von Bedeutung ist schließlich die Entstehung eines chylösen Aszites nach chirurgischen Eingriffen mit Verletzung des Lymphgefäßsystems, so beispielsweise nach Resektion von abdominalen Aortenaneurysmen, nach Anlage eines mesokavalen Shunts, Whipple-Operation und retroperitonealer Lymphknotendissektion.

Auch als Folge von peritonealen Infekten kann ein chylöser Aszites auftreten, wobei eine vorübergehende Lymphabflußblockade als Ursache angesehen wird.

Von Bedeutung ist, daß der „pseudochylöse Aszites" oder auch Cholesterinaszites abgegrenzt werden muß, bei dem sich Cholesterinkristalle in der trüben Aszitesflüssigkeit finden. Die Pathogenese dieser sehr seltenen Form des Aszites ist nicht geklärt Das Cholesterin in diesem Aszites ist vermutlich hämatogenen Ursprungs; Cholesterinstoffwechselstörungen und nekrotische Umwandlung von Granulomen wurden als Ursache diskutiert. Auch bei Hypothyreose ist diese Form des Aszites zu finden.

**Neonataler und fetaler Aszites**

Für den neonatalen nichtimmunologischen ebenso wie für den fetalen Aszites ist eine Vielzahl von meist nur kasuistisch beschriebenen Grunderkrankungen bekannt (Tabelle 2). Alle diese Formen sind selten, genaue Fallzahlen liegen nicht vor. In 25–35% der Fälle ist eine ätiologische Klärung nicht möglich. Die häufigste Form ist ein „Urinaszites" infolge von Urethra- und Ureterenmißbildungen. Dabei ist in der Regel ein definierter Perforationsort, meist in Niere oder Nierenbeckenkelchsystem, nachweisbar. Bei Neugeborenen, bei denen der Aszites innerhalb der ersten 3 Lebenstage auftritt, wird eine Ruptur der gestauten Harnwege unter der Geburt vermutet.

Aszites bei Lebererkrankungen findet sich bei Hepatitis der Mutter, Morbus Wilson, neonataler Hepatitis, $\alpha_1$-Antitrypsinmangel und hereditärer Angiomatose. Auch Speicher- und Stoffwechselkrankheiten können zu Aszites führen. In seltenen Fällen können Gefäßmißbildungen, passagere Thrombosen, andere Infektionen, und eine Vielzahl von anderen Mißbildungen und Erkrankungen Ursache dieser Aszitesform sein (Tabelle 2).

## 2.3 Störungen der Nierenfunktion bei Lebererkrankungen

### 2.3.1 Renale Natriumretention

Patienten mit Lebererkrankungen und portaler Hypertension weisen eine auffällige Retention von Natrium auf. Die Natriumausscheidung im Urin kann auf weniger als 10 mval/Tag absinken.

**Tabelle 2.** Ursachen des fetalen oder neonatalen nicht immunologischen Aszites. (Nach Leonhardt 1987)

| | |
|---|---|
| Urogenitale Ursachen | Fehlanlage oder Obstruktion der ableitenden Harnwege<br>Blasenruptur<br>neurogene Blase, z. B. bei Myelomeningozele<br>kongenitale Nephrose<br>kongenitale polyzystische Nieren<br>Nierenagenesie<br>Hamartom der Blase<br>Blasen- oder Urachusperforation bei versuchter Katheterisierung einer A. umbilicalis<br>Hydrometrokolpos<br>Ovarialzyste |
| Gastrointestinale Ursachen | Perforation<br>Malrotation<br>Mesenteriale Hernie<br>Intussuszeption<br>Volvulus<br>Analatresie<br>Pankreastumor<br>Kompression der Mesenterialgefäße durch Tumoren |
| Ursachen bei Chylaskos | Lymphadenitis mesenterialis<br>Intestinale Lymphangiektasie<br>Systematisierte Hämangiolymphangiomatose<br>Trauma oder Fehlanlage der Lymphgefäße |
| Hepatische und portohepatische Ursachen | Leberzirrhose<br>Gallengangsatresie<br>Perforation des Ductus hepaticus oder cysticus<br>Obstruktion oder Hypoplasie der V. portae<br>Polyzystische Leber<br>Lebermetastasen bei Neuroblastom<br>Leberversagen nach protrahierter Asphyxie |
| Infektiöse Ursachen | Toxoplasmose<br>Zytomegalie<br>Lues<br>Kongenitale Malaria<br>Listeriose<br>Neonatale Hepatitis |
| Speicher- und Stoffwechselkrankheiten | Sialidose<br>GM-1 Gangliosidose<br>M. Niemann-Pick |

An der verstärkten Natriumretention bei Lebererkrankungen sind mehrere Faktoren beteiligt, die sich zum Teil gegenseitig beeinflussen. Generell kann man zwischen hämodynamischen und renalen Mechanismen unterscheiden, die eine gesteigerte Natriumretention induzieren („afferente Faktoren"), und den Signalen, durch die an der Niere die Natriurese bzw. Antinatriurese vermittelt wird („efferente Faktoren"). Für die meisten dieser als Signale diskutierten Hormone und Mediatorstoffe, aber auch der nervalen Impulse ist die Bedeutung für die Aszitespathogenese noch hypothetisch. Sie können an der Niere durch direkten Angriff an den Tubuluszellen oder indirekt über eine Änderung der Mikrozirkulation die Natriumrückresorption beeinflussen; es ist

**Tabelle 3.** Mögliche Signale für die renale Natriumretention bei Leberzirrhose mit portaler Hypertension

| Signal | Nachgewiesene Wirkung an der Niere | Befund bei Leberzirrhose |
|---|---|---|
| Aldosteron | Distal-tubuläre Na-Resorption ↑ | Im Plasma und Urin ↑ (nur bei schwerer dekomp. Zirrhose) |
| Angiotensin II | Kontraktion der Vasa efferentia Proximal-tubuläre $Na^+$- und $H_2O$-Resorption ↑ | Angiotensin ↑ Angiotensinogen ↓ |
| Prostaglandine | Vasodilatation der Markgefäße $Na^+$- u. $H_2O$-Ausscheidung ↑ | $PGE_2$ im Urin ↓? |
| Thromboxan | Vasokonstriktion $Na^+$- u. $H_2O$-Ausscheidung ↓ | TBX im Urin ↑ |
| Kinine | Vasodilatation $Na^+$-Ausscheidung ↑ | Präkallikrein und Bradykinin im Blut ↓ |
| Natriuretischer Faktor | Natriurese ↑ | Natriuretische „Aktivität" im Blut ↓ |
| Adrenerge Nerven | Kontraktion der Vasa efferentia $Na^+$- und $H_2O$-Resorption ↑ | Noradrenalin im Blut ↑ bereits im Frühstadium der Zirrhose |

auch eine Änderung ihrer Plasmakonzentration bei Kranken mit Leberzirrhose oder in tierexperimentellen Zirrhosemodellen nachgewiesen worden (Tabelle 3). Eine Bedeutung bei der Aszitesentstehung wird aber erst wahrscheinlich, wenn zwischen der Plasmakonzentration des Signals bei Leberzirrhose und der renalen Natriumretention bzw. Natriurese eine Korrelation nachweisbar ist. Solche Untersuchungen wurden bisher nur für 2 Signale vollständig durchgeführt: Das hormonale Signal des Renin-Angiotensin-Aldosteron-Systems und das nervale Signal des Sympathikus mit Freisetzung adrenerger Substanzen.

**Renin-Angiotensin-Aldosteron-System (RAAS)**

Ein erhöhter Plasmaspiegel von Aldosteron und eine vermehrte Aktivität von Renin sind bei Kranken mit Leberzirrhose und Aszites mehrfach beobachtet worden (Abb. 8). Die Zunahme der Aldosteronkonzentration beruht sowohl auf einer vermehrten Sekretion als auch auf einem verminderten Abbau des Hormons. Die Abbaurate ist eng korreliert mit dem Blutfluß durch die Leber, der bei Leberzirrhose vermindert ist. Die Stimulation des Renin-Angiotensin-Aldosteron-Systems kann durch eine Verminderung des effektiven Plasmavolumens oder durch eine verminderte Natriumkonzentration der tubulären Flüssigkeit an der Macula densa ausgelöst werden. Von Interesse sind hier neuere Befunde, die zeigen, daß die zirkadiane Rhythmik des RAAS bei Patienten mit Leberzirrhose und Aszites verlorengeht. Dieser Befund ist offenbar durch einen Verlust des zirkadianen Rhythmus der Aktivität des Angiotensin-converting-Enzyms (ACE), das konstant erhöht ist, bedingt. Dementsprechend finden sich bei diesen Patienten verminderte Konzentrationen von Angiotensinogen (Reninsubstrat) und eine erhöhte Aktivität von Angiotensin II.

Für eine wesentliche Rolle des Aldosterons bei der gesteigerten Natriumrückresorption spricht der günstige therapeutische Effekt von Aldosteronantagonisten bei der Aszitesausschwemmung. Auch besteht beim Zirrhotiker ebenso wie beim Gesunden eine enge inverse Korrelation zwischen der Aldosteronkonzentration im Plasma und der renalen Natriumausscheidung, wobei

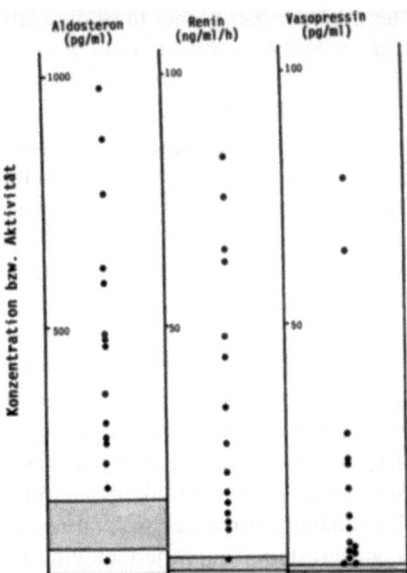

**Abb. 8.** Plasmaspiegel von Aldosteron und Vasopressin und Plasmaaktivität von Renin bei Patienten mit Leberzirrhose und Aszites

die Verlagerung dieser Dosis-Wirkungs-Kurve beim Zirrhotiker auf eine erhöhte Aldosteronsensitivität der Niere schließen läßt. Entgegen früheren Befunden finden sich auch bei Patienten ohne vorangegangene Diuretikatherapie deutlich erhöhte Aldosteronkonzentrationen (Tabelle 4). Allerdings ist die Hyperaldosteronämie nur bei einem Teil der Kranken mit Leberzirrhose und meist nur in Spätstadien, bei Dekompensation und ausgeprägtem Aszi-

**Tabelle 4.** Einfluß der Diuretikatherapie auf die hormonalen Signale im Plasma

|  | Diuretika | Keine Diuretika |
|---|---|---|
| PAL [pg/ml] | 479 ± 242 | 440 ± 268 |
| PRA (ng/ml/h) | 40 ± 28 | 30 ± 21 |
| ADH i. P. (pg/ml) | 18 ± 26 | 20 ± 19 |

tes nachweisbar. Ferner führt die Auffüllung des Plasmavolumens durch Aszitesreinfusion oder Immersion zwar zur vollständigen Normalisierung der Renin- und Aldosteronkonzentration im Plasma, jedoch nicht auch der Natriumausscheidung. Schließlich ist der Aldosteronantagonist Spironolacton in Verbindung mit einer Wasserimmersion wesentlich effektiver als ohne diese Maßnahme; dies zeigt, daß ein vermehrtes Angebot von Natrium an die distalen Tubuluszellen aufgrund verminderter proximal tubulärer Rückresorption die Wirkung des Aldosteronantagonisten erst ermöglicht.

Insgesamt sprechen die vorliegenden Befunde überwiegend gegen eine primäre Rolle des Aldosterons als eines wesentlichen Signals für die gesteigerte renale Rückresorption bei Leberzirrhose mit portaler Hypertension. Ein Hyperaldosteronismus ist eher als Epiphänomen der peripheren Vasodilatation bei sehr fortgeschrittener Lebererkrankung zu werten.

Unabhängig von einer systemischen Änderung der Aldosteronkonzentration könnte jedoch eine lokale Zunahme von Angiotensin II, begrenzt auf die Nierenstrombahn, auftreten und über eine Änderung der Mikrozirkulation (Konstriktion der Vasa efferentia) eine gesteigerte proximal-tubuläre Natriumretention verursachen. Verschiedene Befunde zur Lithiumclearance und zur tubulären Phosphatausscheidung bei Patienten mit Leberzirrhose und Aszites weisen tatsächlich dem proximalen Tubulus die dominierende Rolle bei der gesteigerten Natriumreabsorption zu.

**Adrenerges Nervensystem**

Eine Steigerung des sinusoidalen Druckes in der Leber stimuliert, wie tierexperimentelle Untersuchungen gezeigt haben, das sympathische, adrenerge System. Eine vermehrte *Sympathikusaktivität* kann über eine Zunahme des zentralen Blutvolumens einen Effekt auf das Gleichgewicht der Starling-Kräfte im peripheren Kapillarbett haben. Ferner kann durch eine Veränderung der renalen Sympathikusaktivität die renale Natriumausscheidung unmittelbar beeinflußt werden. Bei Kranken mit Leberzirrhose ist bereits in den Frühstadien die Noradrenalinkonzentration im

Blut erhöht; sie steigt bei dekompensierter Zirrhose noch weiter an. Die höchsten Noradrenalinspiegel findet man dabei im Nierenvenenblut. Zwischen der Plasmakonzentration von Noradrenalin und der Natriurese besteht bei Kranken mit Leberzirrhose eine enge, inverse Korrelation. Die Wirkung adrenerger Nerven und ihrer Transmittersubstanzen auf die renale Natriumretention beruht einerseits auf einer veränderten Nierenhämodynamik, andererseits auf einem direkten Angriff am proximalen Tubulus, da diese Zellen $\alpha$-Rezeptoren besitzen. Diese Befunde sprechen für eine wichtige Rolle des adrenergen Systems als Signal für die gesteigerte renale Natriumretention bei Leberkrankheiten mit portaler Hypertension.

Die bei Leberzirrhose auftretende periphere Vasodilatation ist ebenfalls mit dieser Hypothese vereinbar, da sie bereits früh auftritt und eine Aktivierung des Sympathikus bewirkt. Beobachtungen, die diese Rolle in Frage stellen, sind die fehlende Wirkung einer Denervierung der Niere oder einer $\alpha$-Rezeptorenblockade auf die Natriumretention bei tierexperimenteller Zirrhose. Die ausbleibende Normalisierung des Noradrenalinspiegels und die fehlende vollständige Normalisierung der Natriumausscheidung bei Ganzkörperimmersion sprechen hingegen für eine wesentliche Rolle des Sympathikus.

**Weitere Signalsysteme**

Zahlreiche weitere Signale sind als mögliche Faktoren der Aszitespathogenese diskutiert worden. Bradykinin und andere Kinine spielen bei der Steuerung des intrarenalen Blutflusses und der renalen Natriumausscheidung wahrscheinlich eine wichtige Rolle. *Kinine* steigern über eine Zunahme der Nierendurchblutung die Natrium- und Flüssigkeitsausscheidung. Eine Abnahme der Kininkonzentration im Plasma und der Kininausscheidung mit dem Urin sind bei Leberzirrhose beschrieben worden. Inwieweit bei Leberzirrhose auch Störungen des renalen Kallikrein-Kinin-Systems auftreten, ist unklar. Die vielfältigen Wechselwirkungen des Kallikrein-Kinin-Systems mit Hormonen und Mediatoren verdeutlichen die komplexe Pathogenese der renalen Natriumretention bei Lebererkrankungen, besonders bei Leberzirrhose (Abb. 9).

In der Niere gebildete *Prostaglandine* können die gesteigerte Natriurese als Reaktion auf eine Zunahme des extrazellulären Volumens steuern. Die Gabe von Inhibitoren der Prostaglandinsynthese führt deshalb zu einer erheblichen Einschränkung der Kreatininclearance und der Natriumausscheidung. Bei fortgeschrittenen Lebererkrankungen, z.B. Leberzirrhose, sind der renale Blutfluß, die glomeruläre Filtrationsrate und auch die Natriumausscheidung abhängig von der endogenen Prostaglandinproduktion. Es hat sich sogar zeigen lassen, daß die Überlebensprognose und das Ansprechen auf die Therapie von der Prostaglandinausscheidung abhängig sind. Wahrscheinlich sind die erhöhten Prostaglandinspiegel im Blut, die im frühen Stadium der Zirrhose mit Aszites auftreten, als Kompensationsmechanismus für eine gestörte Blutverteilung in der Niere anzusehen, während die Verminderung der Prostaglandine im Blut und eine verminderte Prostaglandinausscheidung bei

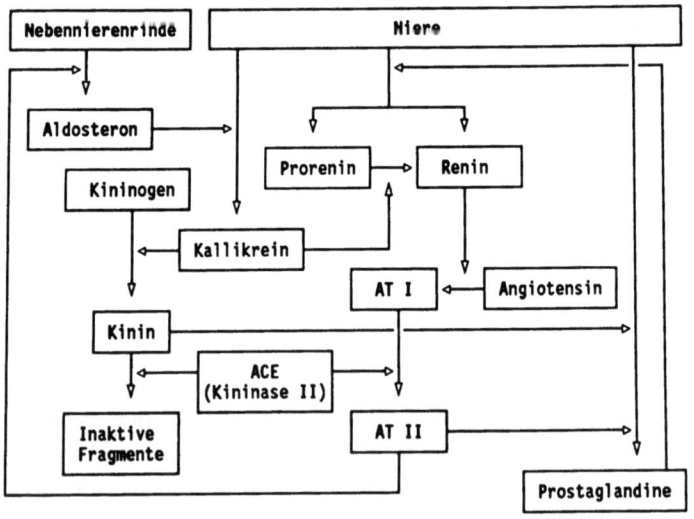

**Abb. 9.** Wechselwirkung der Kinine und anderer Hormonsysteme

fortgeschrittener Leberzirrhose ein Versagen dieser Kompensationsmöglichkeit anzeigen. Thromboxane, die eine renale Vasokonstriktion verursachen, sind bei Patienten mit Nierenfunktionsstörungen bei Leberzirrhose vermehrt gefunden worden. Ferner sind Leukotriene als mögliche Mediatoren der gestörten Nierenfunktion bei Leberzirrhose zu diskutieren, da sie bei diesem Krankheitsbild ungenügend über die Galle eliminiert werden und an den Nieren einen vasokonstriktorischen Effekt haben.

Ein zirkulierender *natriuretischer Faktor*, der die tubuläre Natriumreabsorption als Antwort auf eine Erweiterung des extrazellulären Volumens drosselt, wurde aufgrund verschiedener Befunde seit langem postuliert. Inzwischen wurde ein atrialer natriuretischer Faktor als Peptid (ANP) charakterisiert, der eine wesentliche Rolle in der Volumenhomöostase spielt. Inwieweit neben diesem Faktor, der dem früher postulierten hochmolekularen natriuretischen Hormon entsprechen dürfte, ein weiterer niedermolekularer Faktor – möglicherweise ein in der Leber gebildeter Präkursor des ANP – existiert, ist noch offen. Jedenfalls sind die verminderte hepatische Synthese eines solchen Faktors oder Präkursors und eine reduzierte Freisetzung des ANP bei Reduktion des effektiven Plasmavolumens als mögliche Effektoren einer gestörten Natriurese zu diskutieren. Die vorliegenden Daten lassen einen solchen Zusammenhang allerdings nicht als wahrscheinlich annehmen. Eher ist von einer gestörten Wirkung dieses Peptids an der Niere bei Leberzirrhose auszugehen.

Erhöhte Plasmaspiegel der zirkulierenden *Östrogene* wurden bei Patienten mit chronischer Lebererkrankung mehrfach beobachtet. Da Östrogene beim Menschen einen natriumretinierenden Effekt haben, wurde ihnen eine Rolle bei der gestörten Natriumausscheidung bei Leberzirrhose zugeschrieben. Die erhöhten Spiegel allein sind aber natürlich nicht als Beweis für einen solchen kausalen Zusammenhang anzusehen.

Ein natriumretinierender Effekt von Prolaktin wurde beim Menschen ebenfalls nachgewiesen. Bei Patienten mit Leberzirrhose wurde ein deutlicher Anstieg der basalen Plasmaprolaktinspiegel beobachtet. Die Bedeutung dieser Befunde ist aber bislang unklar. Gleiches gilt für die erhöhten Plasmaspiegel des vasoaktiven intestinalen Peptids (VIP), eines gastrointestinalen Hormons, das im Tierexperiment ebenfalls eine Senkung der glomerulären Filtrationsrate und der Natriumausscheidung bewirkt. Kürzlich wurden bei Patienten mit zirrhotischem Aszites digoxinähnliche, immunreaktive Substanzen beschrieben, deren Serumkonzentration negativ mit der Urinnatriumausscheidung korreliert war. Auch hier wurde eine verminderte Sensitivität der Niere gegenüber diesen Substanzen, die normalerweise natriuretische Effekte haben, als mitursächlich für die Natriumretention bei Leberzirrhose angeschuldigt.

Eine Umverteilung des renalen Blutflusses in der Niere ist bei Leberzirrhose mit verschiedenen Methoden nachgewiesen worden, wobei die kortikalen Anteile meist geringer durchblutet wurden als die Markanteile. Zusätzlich fand sich eine ausgeprägte Instabilität des renalen Blutflusses. Diese Verminderung der kortikalen Durchblutung kann über verschiedene Mechanismen eine erhöhte Natriumreabsorption bewirken.

Die Vielfalt der genannten *efferenten Signale* zeigt, daß die gestörte Natriumausscheidung bei chronischen Lebererkrankungen, insbesondere bei der Leberzirrhose, nur in einem komplexen System von Interaktionen verstanden werden kann. Dies läßt sich auch dadurch deutlich zeigen, daß zwar einzelne dieser Faktoren nicht direkt mit der Natriumausscheidung bei Patienten mit Leberzirrhose korrelieren, entsprechende Quotienten, die die Balance zwischen natriumausscheidenden und natriumretinierenden Faktoren darstellen, hier aber eine wesentlich bessere statistische Korrelation ergeben (Abb. 10).

Insgesamt besteht vermutlich bei Leberzirrhose ein Überwiegen der natriumretinierenden Faktoren. Dies ist eine Folge der initial auftretenden peripheren Vasodilatation, die mit einer in jüngsten Untersuchungen nachgewiesenen Reduktion des zentralen Blutvolumens einhergeht. Mit zunehmender Schwere des Krankheitsbildes und der damit einhergehender Vasodilatation nimmt dieses Ungleichgewicht zu, so daß ein Kontinuum von der Leberzirrhose mit noch normaler Urinnatriumausscheidung bis zum Vollbild eines hepatorenalen Syndroms existieren dürfte. Nach neueren Befunden muß man davon ausgehen, daß ein Mangel an Reninsubstrat als Ergebnis einer gestörten Produktion und eines gesteigerten Verbrauchs aufgrund der dauernden Aktivierung der Re-

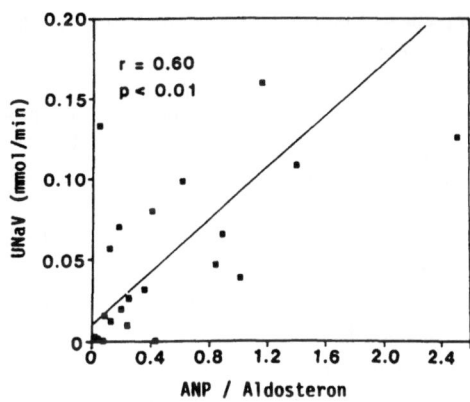

**Abb. 10.** Verhältnis der Urinnatriumausscheidung *(UNaV)* und der Relation von ANP und Aldosteron im Plasma. (Nach Gerbes et al. 1989)

ninaktivität auch für den Übergang zur Dekompensation der Nierendurchblutung und damit für das funktionelle Nierenversagen verantwortlich ist. Je nach Zeitpunkt der Untersuchung des einzelnen Patienten wird man demzufolge auf verschiedene Konstellationen stoßen, was die Vielfalt der Befunde und die teilweise einander widersprechenden Ergebnisse einzelner Untersuchungsserien erklärt (Abb. 4).

Die Bewertung der verschiedenen Signale wird zudem dadurch erschwert, daß zwischen den hormonalen und nervalen Signalen vielerlei Wechselwirkungen – teils synergistischer, teil antagonistischer Art – bestehen, so z. B. zwischen Prostaglandinen, Renin-Angiotensin und Kininen oder zwischen dem atrialen natriuretischen Peptid und Renin, Aldosteron, Vasopressin und Katecholaminen.

### 2.3.2 Renale Wasserretention

In der Pathogenese des portalen Aszites ist die gesteigerte Natriumretention eine unerläßliche Bedingung. Die Wasserretention folgt „passiv" dem entsprechenden osmotischen Druckgradien-

**Tabelle 5.** Einfluß einer Wasserbelastung auf die Nierenfunktion. (Nach Vaamonde 1983)

| | Kompensierte Zirrhose (n = 5) | Dekompensierte Zirrhose (n = 5) | Signifikanz |
|---|---|---|---|
| Maximaler Harnfluß (ml/min) | $14{,}1 \pm 4{,}0$ | $5{,}7 \pm 3{,}2$ | $p < 0{,}01$ |
| Maximale $Cl_{H_2O}$ (ml/min) | $12{,}0 \pm 3{,}5$ | $4{,}4 \pm 2{,}8$ | $p < 0{,}02$ |
| Maximale $U_{Osm}$ (mOsm/kg $H_2O$) | $42 \pm 4$ | $71 \pm 25$ | $p < 0{,}05$ |
| $U_{Na}$ (mmol/min) | $32 \pm 25$ | $2 \pm 1$ | $p < 0{,}05$ |
| $Cl_{Cr}$ (ml/min) | $131 \pm 34$ | $84 \pm 18$ | $p < 0{,}02$ |
| $\dfrac{Cl_{H_2O} + Cl_{Na}{}^a}{GFR}$ (ml/min) | $9{,}6 \pm 1{,}0$ | $5{,}4 \pm 2{,}8$ | $p < 0{,}01$ |
| $\dfrac{Cl_{H_2O}}{Cl_{H_2O} + Cl_{Na}} / GFR^b$ | $98{,}2 \pm 1{,}3$ | $98{,}5 \pm 1{,}9$ | n.s. |

[a] Maximales distales Angebot während $H_2O$-Belastung
[b] Maximale fraktionelle Natriumreabsorption im distalen Nephron während $H_2O$-Belastung

ten. Viele Patienten mit Leberzirrhose mit starker Natriumretention und Aszites scheiden bei Zufuhr von natriumfreiem Wasser im Überschuß einen hyperosmolaren Urin aus. Diese Beobachtung zeigt, daß bei diesen Kranken die Flüssigkeitsretention auf einer gesteigerten Natriumretention beruht, hingegen die Ausscheidung von „osmotisch freiem" Wasser ungestört ist.

Bei einem Teil der Zirrhosekranken mit Aszites ist hingegen auch die Wasserdiurese eingeschränkt (Tabelle 5). Diese Tatsache beruht auf
– einer erhöhten Konzentration des antidiuretischen Hormons (ADH) oder
– einem verminderten Flüssigkeitsangebot an die distalen Nephronabschnitte.

## Erhöhte ADH-Aktivität

Störungen der Volumenregulation bei Leberzirrhose, möglicherweise bedingt durch eine gestörte Funktion der hepatischen Osmorezeptoren, und die Rolle der Leber als Inaktivator des ADH können zu inadäquat hoher ADH-Plasmakonzentration (Abb.8) als Ursache der gestörten Wasserausscheidung bei Leberzirrhose führen. Eine Rolle des ADH bei der gestörten Wasserexkretion wird auch durch den normalisierenden Effekt von ADH-Antagonisten bezüglich der Wasserausscheidung bei Ratten mit Leberzirrhose wahrscheinlich gemacht. Erhöhte ADH-Plasmakonzentrationen wurden häufig bei Patienten mit Leberzirrhose gefunden, wobei keine Beziehung zur Osmolarität des Serums bestand. Da die erhöhten ADH-Konzentrationen auch durch eine Volumenexpansion, zum Beispiel durch Wasserimmersion, Aszitesreinfusion oder peritoneovenösen Shunt nicht zu normalisieren sind, ist es wenig wahrscheinlich, daß die erhöhte ADH-Freisetzung nur auf einem verminderten Plasmavolumen beruht. Eine andere Erklärung wäre die Herabsetzung der Reizschwelle der Osmorezeptoren für die ADH-Sekretion, jedoch ist diese Erklärung durch experimentelle Daten bislang nicht zu belegen. Eine nichtosmotische Stimulation der ADH-Sekretion bei ausgeprägter peripherer Vasodilatation ist wahrscheinlicher und vermag auch die fehlende Normalisierung der ADH-Konzentration bei Expansion des zentralen Volumens zu erklären.

Eine gestörte Degradation von ADH bei Leberzirrhose ist nach verschiedenen älteren Untersuchungen unwahrscheinlich. Hingegen sind in jüngster Zeit Befunde für eine verminderte metabolische Clearance von ADH bei Patienten mit Leberzirrhose mitgeteilt worden. Die hohen Konzentrationen von ADH im Aszites (Plasma-Aszites-Quotient $1,4 \pm 1,2$ im Gegensatz zum Aldosteron-Plasma-Aszites-Quotienten $44 \pm 45$) machen eine gestörte Clearance infolge einer Verteilungsstörung wahrscheinlich, wobei ähnlich wie bei verschiedenen Pharmaka sowohl die renale als auch die hepatische Elimination reduziert ist. Insgesamt spielt die erhöhte Aktivität von ADH wahrscheinlich eine Rolle bei der gestörten Wasserausscheidung, jedoch ist die Ursache der erhöhten ADH-Plasmaspiegel nicht definitiv geklärt.

## Vermindertes distales Filtratangebot

Bei fortgeschrittener Lebererkrankung ist durch eine reduzierte glomeruläre Filtrationsrate und eine vermehrte proximale Natriumreabsorption die Menge des distal angebotenen Filtrates stark vermindert. Die Normalisierung des effektiven Plasmavolumens führt zu einer Steigerung dieses Filtratangebotes und dadurch zu einer vermehrten Ausscheidung „freien" Wassers. Die Tatsache, daß diese Veränderungen nicht mit einer Verminderung der ADH-Konzentration einhergehen, spricht für die These des verminderten distalen Filtratangebots als Ursache der gestörten Ausscheidung „freien" Wassers bei Leberzirrhose. Ferner wird die Möglichkeit diskutiert, daß bei sehr geringem Urinfluß im distalen Tubulus die Rückdiffusion von Wasser erhöht sein kann.

Eine Gewichtung dieser Faktoren für die Störung der Wasserdiurese ist derzeit nicht möglich (Abb. 11). Die Unfähigkeit der Nieren zur Ausscheidung von osmotisch freiem Wasser zeigt sich in der Regel in einer Hyponatriämie und Hypoosmolarität des Blutes. Diese Hyponatriämie kann durch verschiedene Ereignisse (Aszitespunktion, gesteigerte diuretikainduzierte Natriurese, verschiedene Medikamente wie Barbiturate oder Narkotika) we

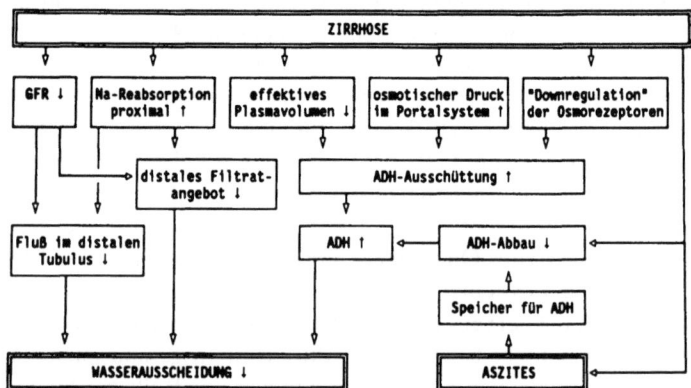

**Abb. 11.** Pathomechanismus der gestörten Ausscheidung freien Wassers bei Leberzirrhose

sentlich verstärkt werden und führt dann zu weiteren klinischen Komplikationen.

### 2.3.3 Störung der Harnkonzentration

Eine mäßiggradige Störung der Harnkonzentration findet sich bei den meisten Patienten mit dekompensierter Leberzirrhose, ohne daß diese jedoch klinisch Bedeutung hat. Diese Abnormität ist vermutlich durch die verminderte Verfügbarkeit von Harnstoff, der für den renalen Prozeß der Harnkonzentrierung essentiell ist, bedingt. Störungen der Verteilung des intrarenalen Blutflusses können ebenfalls eine Rolle spielen.

### 2.3.4 Nierenversagen

**Hepatorenales Syndrom**

Als hepatorenales Syndrom bezeichnet man ein fortschreitendes meist oligurisches Nierenversagen bei Patienten mit Lebererkrankungen und fehlenden klinischen, klinisch-chemischen oder anatomischen Hinweisen auf andere Ursachen einer Niereninsuffizienz. Als zusätzliches diagnostisches Kriterium wird gefordert, daß eine Expansion des intravasalen Volumens ohne Einfluß auf die Nierenfunktion ist, da nur hierdurch die Unterscheidung eines hepatorenalen Syndroms vom prärenalen Nierenversagen bei Leberzirrhose möglich ist. Dementsprechend kann man das hepatorenale Syndrom als prärenales Nierenversagen ohne Reaktion auf eine Korrektur des effektiven Plasmavolumens definieren. Eine Zusammenfassung von Kriterien gibt Tabelle 6.
Diese Charakterisierung des Syndroms als Ausschlußdiagnose ist wohl die Ursache für die häufig unzureichende Abgrenzung von anderen Formen des Nierenversagens.
Das echte hepatorenale Syndrom ist prinzipiell reversibel, wie an der erfolgreichen Transplantation der Niere eines Spenders

**Tabelle 6.** Kriterien des hepatorenalen Syndroms. (Nach Papper 1983, Fine u. Sakhrani 1983)

1. Akute/subakute Reduktion der glomerulären Filtrationsrate bei Patienten mit nachgewiesenem schwerem Leberzellschaden
2. Tubulusfunktion wie bei „prärenalem Zustand"
3. Fehlen einer identifizierbaren Ursache des prärenalen Zustandes und Abwesenheit von klinischen, laborchemischen oder pathologisch-anatomischen Hinweisen auf eine primäre Nierenerkrankung
4. Keine dauerhafte Besserung der Nierenfunktion durch Volumenexpansion

---

mit hepatorenalem Syndrom in einen lebergesunden Empfänger oder der Beseitigung eines hepatorenalen Syndroms durch orthotope Lebertransplantation zu erkennen ist. Dennoch ist die Prognose sehr schlecht. Es ist nur selten über gut dokumentierte Fälle einer Remission bei gesicherter Diagnose berichtet worden.

Die auslösenden Faktoren für die Manifestation eines hepatorenalen Syndroms sind bislang nicht genügend übersehbar. Während sich bei $^2/_3$ der Patienten eine unmittelbare Ursache, z.B. eine obere Gastrointestinalblutung oder ein fulminantes Leberversagen, findet, ist dies bei den übrigen Patienten nicht der Fall. Häufig entwickelt sich das hepatorenale Syndrom erst nach Hospitalisierung des Patienten durch iatrogene Maßnahmen, z.B. durch forcierte diuretische Behandlung. Auch eine mögliche Rolle des Alkoholentzugs bei der Auslösung des Nierenversagens wird diskutiert.

Die Pathogenese des hepatorenalen Syndroms ist trotz intensiver Bemühungen noch nicht definitiv geklärt. Grundsätzlich werden zwei Möglichkeiten diskutiert: eine Schädigung der Nieren durch bislang nicht definierte Mediatoren und renale oder extrarenale *Zirkulationsstörungen*. Zweifelsohne wird gelegentlich eine akute tubuläre Nekrose (ATN) bei Patienten mit hepatorenalem Syndrom gefunden. Diese tritt aber meist erst in der Endphase auf. Eine direkte Störung der Nierenfunktion durch Bilirubin konnte bis jetzt nur an der Gunn-Ratte gezeigt werden. Es ist aber denkbar, daß Bilirubin die Nieren gegenüber anderen Einflüssen, wie zum Beispiel einer Ischämie, sensibler macht. Tubulusmembranveränderungen durch Gallensäuren sind ebenfalls beschrieben worden. Der „glomeruläre tubuläre Reflux", eine morphologische Veränderung der Bowman-Kapsel, findet sich bei 71% der Fälle mit hepatorenalem Syndrom.

Überzeugender als die Möglichkeit einer solchen Nierenschädigung sind angesichts der potentiellen Reversibilität des hepatorenalen Syndroms die Argumente für eine Störung der renalen und extrarenalen Zirkulation (Tabelle 7) als Ursache für das Syndrom. So wurde gezeigt, daß der renale Blutfluß und die glomeruläre Filtrationsrate (GFR) deutlich eingeschränkt sind und eine afferente Vasokonstriktion vorhanden ist. Eine relative kortikale Ischämie und eine ausgeprägte Instabilität der arteriellen Nierendurchblutung wurden nachgewiesen. Bezüglich der extrarenalen Zirkulation sind die vorliegenden Befunde teilweise widersprüchlich. Das Herzzeitvolumen wird meist erhöht gefunden, der arterielle Druck ist generell mäßiggradig erniedrigt. Das Plasmavolumen wurde als erhöht, normal oder vermindert angegeben. Bei den Patienten mit vermehrtem Herzzeitvolumen finden sich aber immer eine besonders ausgeprägte periphere Vasodilatation und stark wirksame arteriovenöse Shunts in Muskeln, Lungen und möglicherweise in Nieren und Leber. Die Ursache dieser peripheren Vasodilatation ist unklar. Neuere Untersuchungen haben Hinweise darauf ergeben, daß erhöhte Konzentrationen von plättchenaktivierendem Faktor (PAF) infolge einer Endotoxinämie hierbei eine Rolle spielen können.

**Tabelle 7.** Zirkulationsstörungen bei hepatorenalem Syndrom

| | |
|---|---|
| Renal | Glomeruläre Filtrationsrate ↓ |
| | Renaler Blutfluß ↓ |
| | Afferente Vasokonstriktion |
| | Kortikale Ischämie |
| | Instabile Zirkulation |
| Extrarenal | Herzzeitvolumen ↑ |
| | RR ↓ |
| | Leberblutfluß ↓ |
| | Peripherer Widerstand ↓↓ |
| | Arteriovenöse Shunts |

Am ehesten sind die renalen Zirkulationsstörungen als physiologische Antwort auf extrarenale Blutverteilungsstörungen zu erklären. Interessant ist die Tatsache, daß bei Patienten mit hepatorenalem Syndrom sehr niedrige Konzentrationen von Angiotensinogen gefunden werden. Dieser Befund könnte bedeuten, daß das Syndrom dann auftritt, wenn die gegen die periphere Vasodilatation gerichteten Kompensationsmechanismen erschöpft sind, und insbesondere wenn aufgrund der gestörten Leberfunktion kein Substrat für den korrekten Ablauf dieses Kompensationssystems mehr vorhanden ist. Dafür spricht der positive Effekt der Gabe von Frischplasma, das reichlich Reninsubstrat enthält. Ähnliche Befunde wurden an Ratten mit galaktosamininduzierter Leberschädigung erhoben. Bei unzureichender Bildung von Angiotensin II kommt es dann nicht zu einer ausreichenden Prostaglandinsynthese in der Niere und zum hämodynamischen Nierenversagen. Damit würde das hepatorenale Syndrom tatsächlich das eine Ende des bereits erwähnten Kontinuums (Abb. 4) repräsentieren. Diese Hypothese ist sicher die am ehesten plausible. Es finden sich zahlreiche Übergangsformen zwischen Patienten mit eingeschränkter Nierenfunktion bei Leberzirrhose und solchen mit hepatorenalem Syndrom. Auch die Reversibilität des Nierenversagens spricht für den funktionellen Charakter als Extremvariante der gestörten Nierenfunktion bei Leberschädigung mit portaler Hypertension.

Eine Vielzahl von anderen Faktoren (Sympathikusantwort, Endotoxin, Bilirubin, Gallensäuren, falsche Neurotransmitter, Prostaglandine, vasoaktives intestinales Peptid und Kallikreinsystem) wurde zusätzlich angeschuldigt. Bereits 1893 zeigte Pawlow eine „Nephritis" nach einer Umleitung portalvenösen Blutes in die systemische Zirkulation. So ist wahrscheinlich, daß eine oder mehrere Substanzen, die entweder durch die gestörte Leberfunktion nicht hinreichend abgebaut oder vermindert produziert werden oder durch portosystemische Shunts dem Abbau entgehen, sowohl die periphere Vasodilatation als auch die afferente Vasokonstriktion der Niere verursachen. Unter diesem Aspekt wurden in letzter Zeit Leukotriene als mögliche Mediatoren diskutiert. Neuere Befunde zeigen eine deutlich erhöhte Leukotrienausscheidung im Urin bei Patienten mit hepatore-

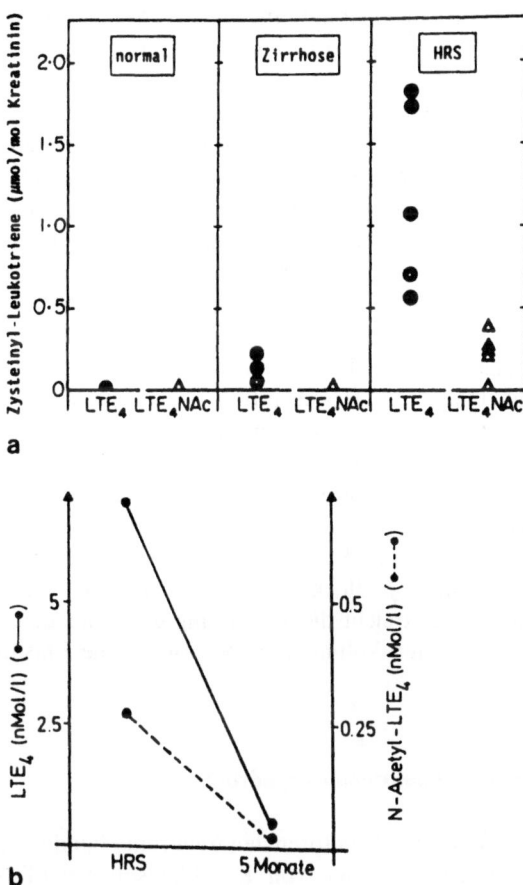

**Abb. 12. a** Leukotrienausscheidung im Urin bei Patienten mit Zirrhose und hepatorenalem Syndrom. **b** Leukotriene im Urin bei hepatorenalem Syndrom und 5 Monate später. $LTE_4$ = Leukotrien $E_4$, $LTE_4NA_c$ = azetylierter Metabolit

nalem Syndrom und deren Rückgang bei Überleben des Syndroms (Abb. 12), so daß diese Hypothese weiter an Bedeutung gewinnt. Auch eine vermehrte Konzentration des thrombozytenaktivierenden Faktors (PAF) wurde verantwortlich gemacht. Die anderen oben erwähnten Mediatoren sind in ihrer Bedeu-

tung bislang nicht definitiv geklärt. Abb. 13 zeigt schematisch die derzeitige Vorstellung zur Entstehung des hepatorenalen Syndroms.
Weitere Befunde weisen darauf hin, daß bei der vermehrten Natriumretention in Vorstadien des hepatorenalen Syndroms der Effekt der renal vasokonstriktorischen Signale (Renin, Angiotensin und hepatische Neurotransmitter) durch eine vermehrte Produktion vasodilatorischer Signalstoffe wie Prostaglandine und Kinine kompensiert wird. Das Auftreten des hepatorenalen Syndroms ist möglicherweise dadurch ausgelöst, daß diese Kompensation nicht mehr besteht, erkennbar an einer Abnahme der Prostaglandine und Kinine. Für diese These spricht, daß auch durch die Gabe von Hemmstoffen der Prostaglandinsynthese, z. B. nichtsteroidale Antiphlogistika, ein hepatorenales Syndrom ausgelöst werden kann.

Auch andere Substanzen, die gegenregulatorische Mechanismen, welche die Nierenfunktion aufrechterhalten, blockieren, wie ACE-Hemmer, Angiotensinantagonisten, Metoclopramid oder gelegentlich $\beta$-Blocker sind angeschuldigt worden. Dieser Hinweis unterstreicht die Bedeutung der fehlenden Kompensation der gestörten Volumenhomöostase für die Entstehung des Syndroms.

**Pseudohepatorenales Syndrom**

Beim „pseudohepatorenalen Syndrom" handelt es sich um eine heterogene Gruppe von Krankheitsbildern (Tabelle 8), deren Pathophysiologie entsprechend uneinheitlich ist. Sie ist zudem nur teilweise bekannt.

Sicher spielt die Reduktion des absoluten oder effektiven Plasmavolumens eine wesentliche Rolle. Als Ursache hierfür kommen bei Patienten mit Leberzirrhose Proteinmangel und Diarrhoe sowie Erbrechen infolge der gestörten Leberfunktion, chronische Blutverluste bei portaler Hypertension und häufig *iatrogene Effekte* bei allzu aggressiver Therapie eines Aszites in Frage. Infolge der hieraus resultierenden Aktivierung des Renin-Angiotensin-Aldosteron-Systems und möglicherweise der ADH-

**Tabelle 8.** Krankheitsbilder, die unter dem Begriff des „pseudohepatorenalen Syndroms" zusammengefaßt werden

- Prärenales Nierenversagen bei Reduktion des Plasmavolumens nach forcierter Diurese, Diarrhö, Erbrechen und Parazentese
- Multiples Organversagen (Infektionen, Schock, Kollagenkrankheiten, Toxine, Tumorerkrankungen)
- Immunkomplexnephritis (Hepatitis B)
- Disseminierte intravasale Gerinnung bei akuten Lebererkrankungen
- Akute Tubulusnekrose bei Cholestase

Sekretion kommt es zu Salz- und Wasserretention. Inwieweit hier ebenfalls ein Mangel an renalen Prostaglandinen und Veränderungen des Kallikreinsystems eine Rolle spielen, ist unklar. Möglicherweise kommt es gleichzeitig zu einer organischen Schädigung der Niere durch vermehrt systemisch zirkulierende Gallensäuren, Bilirubin, Leukotriene und Immunkomplexe. Die Kombination von unphysiologischer Salz- und Wasserretention mit der häufig auftretenden Hyponatriämie und einer organischen Nierenschädigung führt dann zum Auftreten des Nierenversagens bei diesen Patienten. Die häufig reflexartig durchgeführte Steigerung der Diuretikatherapie mag über eine verstärkte Tubulusschädigung hierzu noch beitragen.

Verschiedene *Medikamentengruppen* spielen häufig ebenfalls eine Rolle bei der Entwicklung eines funktionellen Nierenversagens. So ist bei Verminderung des effektiv zirkulierenden Plasmavolumens die renale Hämodynamik gestört. Die kompensatorisch erhöhte Freisetzung von Vasokonstriktoren führt dazu, daß die Nierenfunktion prostaglandinabhängig wird. Die Gabe von nichtsteroidalen Antiphlogistika löst bei Patienten mit Leberzirrhose über die Hemmung der Prostaglandinsynthese daher häufig ein hämodynamisches Nierenversagen aus. Dies ist besonders in Kombination mit stark wirkenden Diuretika der Fall. Gleichzeitig reduzieren diese Substanzen die Wirkung von Diuretika, insbesondere von Furosemid sehr drastisch, was für eine Prostaglandinabhängigkeit der Wirkung dieser Diuretika spricht. Die Gabe von nichtsteroidalen Antiphlogistika sollte bei

Patienten mit Leberzirrhose und Aszites daher vermieden werden. Es wurde spekuliert, daß β-Blocker, die bei Patienten mit Leberzirrhose zur Prophylaxe der Varizenblutung gegeben werden, ebenfalls die Nierenfunktion ungünstig beeinflussen können. Verschiedene Untersuchungen haben aber gezeigt, daß weder Propranolol noch Nadolol eine Reduktion der Nierenfunktion bewirken. Es wurden im Gegenteil sogar positive Effekte auf die glomeruläre Filtrationsrate und die Natriurese beobachtet.

Dagegen bewirkt eine Blockade von Angiotensin II bei Patienten mit Leberzirrhose und einem kompensatorisch aktivierten RAAS eine Reduktion des Blutdrucks, des peripheren Widerstandes und der Nierenfunktion. Der Dopaminantagonist Metoclopramid führt im Gegensatz zu Domperidon bei gleichzeitiger Gabe von Spironolacton zu einer deutlichen Reduktion der Urinausscheidung von Wasser und Natrium. Die Gabe des ADH-Antagonisten Demeclocyclin löst ebenfalls ein reversibles Nierenversagen aus. Schließlich ist von besonderer Bedeutung, daß die Anwendung von ACE-Hemmern bei Patienten mit Leberzirrhose und aktiviertem RAAS infolge des Wegfalls dieses kompensatorischen Mechanismus eine erheblichen Reduktion der Nierenfunktion verursachen kann und daher ebenfalls vermieden werden muß.

Akute tubuläre Nekrose

Eine akute tubuläre Nekrose ist bei Lebererkrankungen sehr viel häufiger als ein hepatorenales Syndrom die Ursache eines Nierenversagens. Es handelt sich um eine hypoxische oder toxische Schädigung der Tubuli mit Störungen der Rückresorption, besonders von Natrium und Wasser.

Die Pathogenese ist vielfältiger Natur. Häufig sind Hypoxie, Blutdruckabfall, nephrotoxische Medikamente oder eine Sepsis auslösende Ursachen. Insbesondere Aminoglykoside führen bei Patienten mit Cholestase gehäuft zu Tubulusschäden. Das relative Risiko einer Nierenfunktionsstörung unter Aminoglykosidtherapie ist bei Patienten mit Lebererkrankung um den Faktor 5 gegenüber solchen ohne Lebererkrankung erhöht. Es wird eine

Sensitivitätserhöhung der Tubuluszellen für hypoxische Schäden durch Bilirubin und anderen Substanzen diskutiert. Möglicherweise sind gleichzeitig auch Interaktionen der Aminoglykoside mit der renalen Prostaglandinsynthese Grundlage einer Störung der renalen Zirkulation. Eine bei Patienten mit Cholestase häufige Verminderung der renalen Kalziumausscheidung scheint ebenfalls eine Rolle zu spielen, da die orale Gabe von Kalzium mit resultierender Kalziurie vor den Aminoglykosideffekten schützt. Da auch bei Verschlußikterus ohne primäre Lebererkrankung häufig ein Nierenversagen auftritt, wurden Bestandteile der Galle (Bilirubin, Gallensäuren) und ein unbekannter „Cholestasefaktor" als ursächliche Faktoren der akuten tubulären Nekrose diskutiert. Gallensäuren und Bilirubin können, wie neuere Untersuchungen gezeigt haben, den Elektrolyttransport der Tubulusmembran verändern. Die Assoziation von Ikterus und Nierenversagen, die ursprünglich den Begriff des hepatorenalen Syndroms geprägt hat, ist jedenfalls häufig. Wird das hepatorenale Syndrom aber nach den oben angegebenen Kriterien definiert, ist dieser Begriff für das Nierenversagen bei Cholestase nicht anwendbar.

Auch eine distale renale tubuläre Azidose wird bei Leberzirrhose gefunden. Dabei ist vermutlich eine erhöhte tubuläre Permeabilität für $H^+$-Ionen als Ursache der gestörten Ansäuerung des Urins anzusehen.

Glomeruläre Veränderungen

Auch glomeruläre Veränderungen, bei denen zwischen einer mesangialen oder membranproliferativen Glomerulonephritis und einer Immunkomplexnephritis bei chronisch-aggressiver Hepatitis B unterschieden werden kann, spielen eine Rolle. Die Häufigkeit dieser Veränderungen bei Leberzirrhose ist nicht definitiv bekannt. Bei 50% der Patienten sind autoptisch, bei 95% in durchgeführten Nierenbiopsien glomeruläre Veränderungen nachweisbar. Über die Hälfte der Patienten mit Leberzirrhose hat bei entsprechender Diagnostik eine Erythrozyturie oder andere Zeichen einer glomerulären Schädigung (Abb. 13).

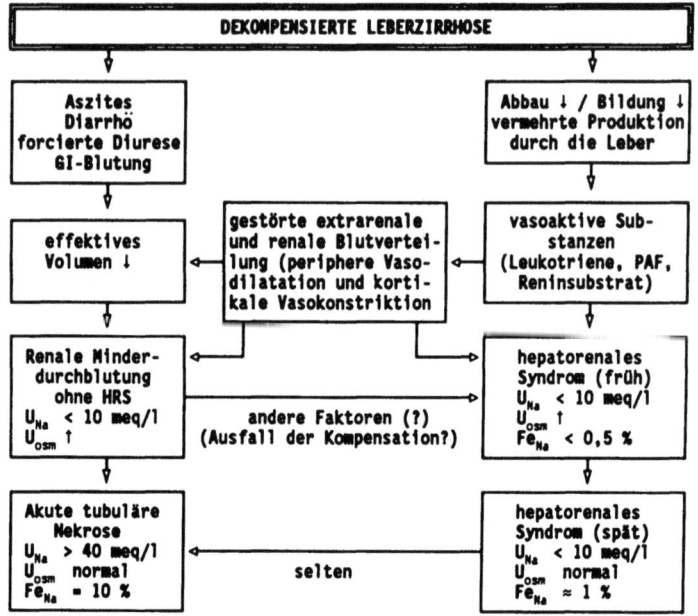

**Abb. 13.** Pathophysiologie des hepatorenalen Syndroms. (Nach Papper 1983)

Histologisch können verschiedene Formen unterschieden werden:
- Glomerulosklerose, charakterisiert durch Verdickung der mesangialen Matrix und der Basalmembran der Kapillaren, aber ohne wesentliche Zellproliferation.
- Glomerulosklerose mit zusätzlicher Ablagerung von IgA, in geringerem Maße auch IgG und IgM.
- Membranoproliferative Glomerulonephritis mit zusätzlicher endo- und extrakapillärer Zellproliferation sowie vermehrter Ablagerung von elektronenoptisch dichtem Material und IgA in den Glomerula.

Wahrscheinlich stellen diese Typen verschiedene Stadien im Ablauf einer glomerulären Veränderung dar.

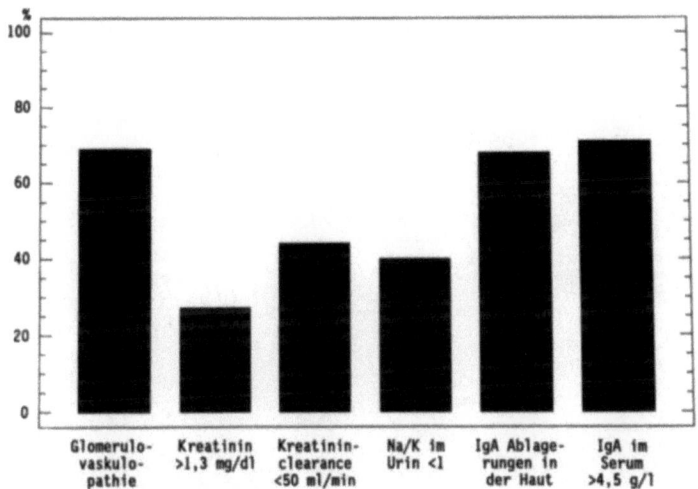

**Abb. 14.** Häufigkeit von renalen Veränderungen und IgA-Stoffwechselstörungen bei Leberzirrhose

Da die biliäre Ausscheidung von IgA bei Leberzirrhose beeinträchtigt ist und bei alkoholischer Lebererkrankung die IgA-Ablagerungen in der Leber mit der Dauer der Erkrankung zunehmen, liegt der Schluß nahe, daß die erhöhten IgA-Konzentrationen im Plasma ähnlich wie bei der idiopathischen *IgA-Glomerulonephritis* (Berger's disease) zur Ablagerung in der Niere und somit zur chronischen Glomerulonephritis führen können. Für diese Hypothese fehlen aber bislang die Belege. Es hat sich nicht zeigen lassen, daß die beobachteten Urinbefunde, die eine glomeruläre Schädigung anzeigen, mit erhöhten IgA-Ablagerungen in der Haut und erhöhten zirkulierenden IgA-Konzentrationen einhergehen (Abb. 14).

Die akute, vor allem aber die chronisch-aggressive Hepatitis B setzt gelegentlich einen immunologischen Prozeß in Gang, der zu glomerulären Veränderungen und zu klinisch erfaßbaren Störungen der Glomerulumfunktion führt. Besonders bei chronischer $HB_sAg$-positiver Hepatitis und Zirrhose finden sich vermehrt zirkulierende Immunkomplexe, deren Ablagerung in extrahepati-

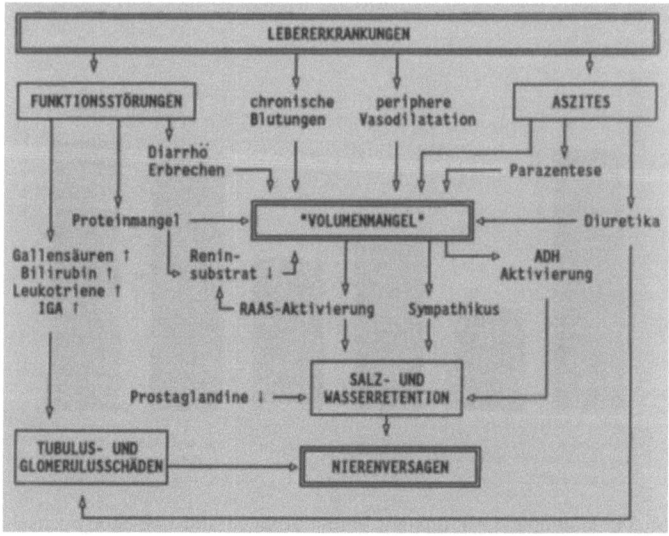

**Abb. 15.** Pathogenese des Nierenversagens bei Leberzirrhose

schen Organen – Haut, Gelenken, Arteriolen, Glomerula – entsprechende Funktionsstörungen induzieren kann. Die klinischen Symptome sind in der Regel ausgeprägt: deutliche Proteinurie, geringgradige Hämaturie, nephrotisches Syndrom und evtl. kompensierte oder dekompensierte Niereninsuffizienz.

Abbildung 15 faßt die Faktoren, die am Nierenversagen bei Leberzirrhose beteiligt sind, zusammen.

# 3 Folgen des Aszites

## 3.1 Spontane bakterielle Peritonitis

Die schwerwiegendste Komplikation eines zirrhotischen Aszites ist die spontane bakterielle Peritonitis (SBP). Es handelt sich dabei um einen bakteriell infizierten Aszites ohne nachweisbare Infektionsquelle. Diese Komplikation wird in den USA bei 8–20% der Patienten mit portalem Aszites, in der Bundesrepublik Deutschland offenbar seltener beobachtet. Diese Diskrepanz kann nach neueren Befunden an einer unzureichenden Kulturtechnik bei den sehr niedrigen Keimzahlen im Aszites liegen. Eine kürzlich beobachtete, um den Faktor 50 gegenüber dem Plasma erhöhte Asziteskonzentration des Zytokins Interleukin-6, dessen Synthese durch Bakterienprodukte stimuliert wird, läßt annehmen, daß alle Patienten mit Aszites einer kontinuierlichen Invasion von Bakterien oder Bakterienprodukten ausgesetzt sind.

Prädisponierende Faktoren für das Auftreten einer klinisch manifesten SBP sind eine Reduktion des Gesamteiweißgehaltes und der Komplementfaktoren im Aszites. So ist bei einem Gesamteiweiß $\geq$ 1,0 g/dl nur in 1,5%, bei einem Eiweißgehalt < 1,0 g/dl aber in 15% der Fälle mit der Manifestation einer SBP zu rechnen. Bei Patienten, bei denen es zu einer SBP kommt, findet sich vorher eine erniedrigte $C_3$-Konzentration. Eine Parazentese führt zu einer Reduktion des Eiweißgehaltes und der opsonierenden Eigenschaften des Aszites und erhöht dadurch das Risiko einer SBP. Im Gegensatz dazu werden die Eiweißkonzentrationen und die Opsoninaktivität durch Diuretikatherapie gesteigert. Zusätzlich zu diesen „humoralen Faktoren" wird eine gestörte oder re-

duzierte Funktion von Neutrophilen und des retikuloendothelialen Systems (RES) als Ursache des Auftretens einer SBP diskutiert.
In 70% der Fälle finden sich enterische gramnegative Keime, in 10% Anaerobier und in 20% grampositive Kokken (Streptokokken und selten Enterokokken). In der Regel ist nur eine Keimspezies nachweisbar.
Die Symptome der Peritonitis können sich langsam bei bereits lange vorher bestehendem Aszites entwickeln, aber auch gleichzeitig mit dem Aszites auftreten. Oft haben die Patienten Fieber und klagen über einen spontanen Abdominalschmerz. Eine Leukozytose, verminderte Darmgeräusche und ein Rückgang der Urin- und Natriumausscheidung sind weitere Symptome. In bis zu 50% der Fälle verläuft die spontane bakterielle Peritonitis jedoch klinisch weitgehend asymptomatisch. Jede plötzliche Verschlechterung des Gesamtzustandes eines Patienten mit portalem Aszites sollte auch bei fehlenden peritonitischen Symptomen an eine spontane bakterielle Peritonitis denken lassen. Die Prognose ist schlecht, die Letalität beträgt 70–90%. Obwohl die Infektion häufig durch eine antibiotische Therapie beherrscht werden kann, versterben die Patienten an einem nicht indizierten Eingriff (z.B. bei Fehldiagnose Ileus), an einer verspäteten Operation (z.B. Verkennung einer Perforation), an Nierenversagen oder an der hepatischen Enzephalopathie. Auch hier ist die reflexartig vorgenommene Erhöhung der Diuretikadosis bei Rückgang der Urinausscheidung ein häufiger Fehler.

## 3.2 Weitere Folgen

Bei hohem intraabdominalem Druck kann Aszitesflüssigkeit durch Zwerchfellspalten hindurchtreten und einen *Pleuraerguß* verursachen, der zu erheblichen Störungen des Gasaustausches führen kann. Insbesondere ist es möglich, daß auch bei geringen intraperitonealen Flüssigkeitsansammlungen durch den atmungsinduzierten thorakalen Unterdruck und eine Art Ventilmechanismus große Pleuraergüsse entstehen. In präformierten Kanälen oder Orten verminderter Resistenz in der Bauchwand bilden sich bei erhöhtem Aszitesdruck flüssigkeitsgefüllte Aussackungen des Peritoneums: Inguinal-, Femoral- und *Nabelhernien* oder ein Skrotalödem. Ein sehr ausgeprägter Aszites führt durch Kompression der Vena cava und Hochdrängen der Zwerchfelle zur Behinderung der kardialen und pulmonalen Funktion, worauf sich wiederum die Nierenfunktion verschlechtern kann. Hierbei kommt oft ein Meteorismus durch die Motilitätsstörung des Darmes erschwerend hinzu. Auch *Perikardergüsse* werden bei Patienten mit Zirrhose und Aszites gehäuft gefunden. Sie sind vermutlich durch die gesteigerte Flüssigkeitsretention und die gleichzeitig bestehende Hypalbuminämie verursacht.

Bei der Pharmakotherapie ist zu beachten, daß bei Aszites die *Pharmakokinetik* eines Medikamentes infolge des veränderten Verteilungsvolumens beträchtlich gestört sein kann (siehe S. 85).

# 4 Diagnose und Differenzierung der Aszitesformen

## 4.1 Diagnose

Sehr große Aszitesmengen sind bereits bei äußerer Inspektion zu erkennen: Die Kontur des Abdomens ist beim stehenden Patienten über das Thoraxniveau vorgewölbt, bei liegendem Patienten an beiden Seiten ausladend. Im Gegensatz zur Vorwölbung der Bauchwand bei Meteorismus oder infolge sehr fettreicher Bauchdecken ist bei Aszites der Nabel verstrichen. Weitere Hinweise geben flüssigkeitsgefüllte, reponible Inguinal- und Umbilikalhernien.

Aszitesmengen über 1–2 l können bei der unmittelbaren Untersuchung mit physikalischen Methoden nachgewiesen werden (Perkussion, Undulationsphänomen). Das sicherste Zeichen ist dabei der Klopfschallwechsel bei Lagewechsel des Patienten. Die Sensitivität der klinischen Untersuchung ist allerdings mit ca. 65% relativ gering.

Größere Aszitesmengen führen zu einer Auftreibung des Leibes, die häufig durch einen Meteorismus infolge einer Motilitätsstörung des Darmes noch verstärkt wird. Zwerchfellhochstand und verminderte Zwerchfellbeweglichkeit verursachen eine Dyspnoe des Kranken. An der vorderen Bauchwand werden erweiterte Kollateralvenen sichtbar. Sie verlaufen vom Nabel ausgehend radiär nach kranial und kaudal, wenn das Strömungshindernis im Bereich der Portalvene liegt, hingegen von der Symphyse ungeordnet zum Rippenbogen bei einer funktionellen Obstruktion der unteren Hohlvene durch den Aszitesdruck. Nur die letzteren bilden sich nach Ausschwemmung des Aszites zurück. Bei einem länger bestehenden Aszites zeigt die

Bauchhaut rote Striae wie bei Morbus Cushing oder Schwangerschaft.

Ein *Pleuraerguß* ist in 6% der Fälle von portalem Aszites nachweisbar. In 2/3 dieser Fälle ist der Erguß einseitig rechts lokalisiert. Die Ursache ist ein Übertritt von Aszitesflüssigkeit durch Zwerchfellspalten in den Pleuraraum bei hohem Aszitesdruck. Ein linksseitiger Pleuraerguß ist eher verdächtig auf eine entzündliche Komponente, z. B. einen tuberkulösen Aszites oder eine Kombination von portalem Aszites mit spontaner bakterieller Peritonitis.

Ein ausgeprägter Aszites tritt häufig kombiniert mit Ödemen und Anasarka auf. Die Ursache dürfte eine Hypalbuminämie als Folge einer verminderten hepatischen Albuminsynthese sein. Eine Halsvenenstauung zeigt die Steigerung des rechten Vorhofdruckkes an, bedingt durch den erhöhten diastolischen Füllungsdruck der rechten Herzkammer bei gesteigertem intrapulmonalem Druck (Pleuraerguß) und Zwerchfellhochstand.

Für den Nachweis kleinerer Aszitesmengen ist die *Sonographie* Methode der Wahl. Sie erlaubt einen Nachweis von 200 ml, unter günstigen Bedingungen und bei gezielter Untersuchung auch von 50 ml Flüssigkeit in der Bauchhöhle. Auch der Nachweis assoziierter Pleura- und Perikardergüsse gelingt auf diese Weise einfach. Selten ist auch der direkte Nachweis von Zwerchfellspalten als Ursache des Ergusses möglich. Im Zweifelsfall kann durch Injektion eines Farbstoffes in die Peritonealhöhle und sonographisch gezielte Punktion des Pleuraergusses diese Pathogenese geklärt werden. Mit Hilfe der *Computertomographie* können nach neueren Untersuchungen sogar Mengen von 25 ml entdeckt werden. Der Nachweis solch kleiner Mengen ist insbesondere bei der Stadieneinteilung der akuten Pankreatitis, der Früherkennung von verschiedenen Gefäßerkrankungen und unter Umständen für die gezielte Aszitesgewinnung zur zytologischen, bakteriologischen und laborchemischen Untersuchung von Bedeutung. Abdomenleeraufnahme und ungezielte Parazentese haben keinen Platz mehr in der Diagnostik des Aszites.

## 4.2 Differenzierung der Aszitesformen

Die Diagnose der Grundkrankheit ist meist aufgrund anamnestischer Angaben, durch die unmittelbare Untersuchung, durch bildgebende Verfahren und durch wenige zusätzliche klinisch-chemische bzw. bakteriologische Parameter möglich. Nur bei den seltenen Grundkrankheiten (Tabelle 1) sind aufwendigere technische Verfahren erforderlich. Stets ist zu berücksichtigen, daß mehrere Grunderkrankungen kombiniert sein können, z. B. eine Leberzirrhose mit einem hepatozellulären Karzinom oder eine spontane bakterielle Peritonitis mit einem Pfortaderhochdruck. Deshalb sollte bei nicht absolut eindeutig identifizierbarer Grunderkrankung immer eine *diagnostische Punktion* erfolgen. Unter sonographischer Kontrolle kann auch bei geringen Aszitesmengen gefahrlos eine Probe von 10–20 ml entnommen werden.

Unter therapeutischen Aspekten ist vor allem die Unterscheidung zwischen Stauungsaszites (portaler und kardialer Aszites) sowie malignem und entzündlichem Aszites von Bedeutung. Am häufigsten ist der Aszites die Folge einer chronischen Lebererkrankung mit portaler Hypertension. Ein Aszites fehlt jedoch häufig bei primär-biliärer Zirrhose und fast immer bei Pfortaderthrombose. Maligne Tumoren stehen an zweiter Stelle in der Häufigkeit der Aszitesursachen. Besonders ausgeprägt ist der Aszites meist bei diffuser Peritonealkarzinose. An dritter Stelle folgen die infektiösen Formen des Aszites.

Da die Inspektion des Aszites keine wesentliche Hilfe bei der Differenzierung der Aszitesformen ergibt (Tabelle 9) und ein negatives Ergebnis einer zytologischen oder bakteriologischen Untersuchung einen malignen oder infizierten Aszites nicht ausschließt, müssen weitere Methoden zur Differenzierung herangezogen werden.

Mit Hilfe von *Sonographie* und *Computertomographie* kann neben der Aufdeckung eines geringen Aszites oft auch die Genese des Aszites geklärt werden, z. B. durch die Darstellung von umschriebenen oder generalisierten Tumoren oder durch Nachweis von Veränderungen der Lebergröße und -binnenstruktur bei portaler Hypertension. Auch andere Ursachen, wie die Mesenterialvenenthrombose, die Cavathrombose oder eine akute Pankreati-

**Tabelle 9.** Makroskopische Aspekte des Aszites in Beziehung zur Aszitesgenese

| | |
|---|---|
| Seröser Aszites | Portal |
| | Entzündlich |
| | Maligne |
| | Pankreatogen |
| Hämorrhagischer Aszites | Maligne |
| | Pankreatogen |
| | Traumatisch |
| Trüber Aszites | Entzündlich (bakteriell) |
| | Maligne |
| | Pankreatogen |
| Chylöser Aszites | Portal |
| | Maligne |

tis, können so diagnostisch abgegrenzt werden. Die Methoden versagen aber bei den verschiedenen Formen des infektiösen Aszites und den selteneren Erkrankungen sowie in einem beträchtlichen Anteil auch bei den häufigen Ursachen.

Die *Laparoskopie* mit der Möglichkeit der direkten Inspektion der Leber, der peritonealen Gefäße und des Peritoneums ist nur selten erforderlich, aber in Fällen, die sich den unten aufgeführten Methoden entziehen, gelegentlich geeignet, besondere Ursachen zu diagnostizieren. Die Leberbiopsie kann seltene Veränderungen der Leber wie eine Infiltration der Periportalfelder bei Systemerkrankungen oder Infektionen erfassen. Bei chylösem Aszites kann gelegentlich eine Lymphographie die Lokalisation des Lymphaustritts oder der Obstruktion der Lymphgefäße darstellen.

Sowohl bei der *zytologischen* als auch bei der *bakteriologischen Untersuchung* sind falsch-negative Resultate mit etwa 35% häufig. Es wurden daher verschiedene Laborparameter zur Differenzierung des Aszites herangezogen. Die Gewinnung von Aszitesflüssigkeit unter streng sterilen Bedingungen sollte, besonders bei kleinen Aszitesmengen, dabei unter Ultraschallkontrolle durchgeführt werden, auch wenn die Komplikationsrate der ungezielten Parazentese niedrig ist (schwere Komplikationen in weniger als 3%). In der Regel genügen 50 ml, die mit einer dünnen Nadel

(0,4 mm) gewonnen werden, um die Gefahr eines Asziteslecks, insbesondere bei großem Aszitesvolumen, zu vermeiden. Nur bei Verdacht auf Tuberkulose oder Tumorzellen, wenn bei der diagnostischen Aufarbeitung des Punktates Zentrifugationsverfahren benutzt werden, sind größere Volumina zu entnehmen.

### 4.2.1 Einzelne Laborparameter

Einige Formen des Aszites lassen sich relativ einfach durch einzelne Parameter definieren. So ist ein Aszites-Serum-Quotient für die $\alpha$-Amylase > 1 spezifisch für einen pankreatogenen Aszites. Eine Konzentration des *karzinoembryonalen Antigens* (CEA) im Aszites, die höher liegt als im Serum, ist typisch für einen CEA-exprimierenden Tumor als Ursache des Aszites. Bezüglich anderer Tumormarker liegen solche Untersuchungen bislang nicht vor. Die *Polarisationsmikroskopie* vermag durch den Nachweis von Stärkekörnern (Handschuhpuder) eine Stärkeperitonitis eindeutig zu definieren. Im Differentialblutbild des Aszites finden sich dabei meist zahlreiche Leukozyten ( > 8000/mm$^3$). Ein Serum-Aszites-Quotient für $\alpha$-Fetoprotein (AFP) > 1 weist auf ein hepatozelluläres Karzinom hin. Der positive Nachweis von *Plasmazellen* bei Plasmozytombefall des Peritoneums oder von Lymphomzellen erlaubt ebenfalls die direkte Diagnose. Für alle anderen bislang untersuchten Parameter gilt, daß sie zwischen bestimmten Grundformen des Aszites mehr oder weniger gut differenzieren, nicht aber einzelne Formen sicher nachweisen können.

Die *Eiweißkonzentration* ist definitionsgemäß bei einem Exsudat deutlich höher als bei einem Transsudat, d. h. Eiweißkonzentrationen im Aszites über 3,0 g/dl sprechen in der Regel gegen ein Transsudat, wie es vorwiegend bei portalem Aszites, aber auch bei der Hypalbuminämie und bei der Hypothyreose auftritt. Die Sensitivität des Gesamteiweißgehaltes ist dementsprechend für maligne und entzündliche Aszitesformen relativ hoch, hingegen ist die Spezifität gering, da auch bei portalem Aszites, insbesondere unter Diuretikatherapie, gelegentlich Gesamteiweißkonzentrationen über 3,0 g/dl vorkommen können. Das gleiche gilt für die Albuminkonzentration. Auch Versuche, den Gradienten oder den Quotienten von Serum zu Aszites für Albumin zu verwenden, haben keine wesentlich besseren Ergebnisse erbracht. Werden Patienten mit infektiösem Aszites nicht berücksichtigt, erreichen Sensitivität und Spezifität für die Trennung zwischen portalem und malignem Aszites im Durchschnitt 80–85%.

Die Aktivität der *Laktatdehydrogenase* (LDH) im Aszites liegt sowohl bei infiziertem als auch bei malignem Aszites höher als bei portalem Aszites, meist über 150 U/l. Auch hier besteht aber ein weiter Überlappungsbereich. Insbesondere bei gleichzeitig erhöhter Laktatdehydrogenase im Serum ist dieser Parameter weitgehend unbrauchbar. Auch durch entsprechende Quotientenbildung ließ sich der diagnostische Wert nicht wesentlich verbessern. Bei malignen und infizierten Aszitesformen ist die *Glukose* im Aszites häufig niedriger als im gleichzeitig untersuchten Serum. Dieser Befund ist besonders charakteristisch bei einem tuberkulösen Aszites. Aber auch dieser Parameter ist nicht aussagefähig genug, um verschiedene Aszitesformen sicher voneinander zu trennen.

Die *Laktat*konzentration im Aszites liegt bei malignem ( > 2,5 mmol/l) und bei infiziertem Aszites ( > 4 mmol/l) deutlich höher als bei portalem Aszites. Durch die vorhandene Überlappung ist aber auch dieser Parameter nicht zu einer definitiven Differenzierung geeignet; maligner und entzündlicher Aszites können nicht sicher unterschieden werden. Dementsprechend ist der *pH* im Aszites bei malignen und entzündlichen Formen niedriger (meist unter 7,35), aber auch hier ist eine starke Überlappung nachzuweisen. Der pH-Gradient zwischen Blut und Aszites hat ebenfalls keine wesentlich verbesserten Aussagen erbracht.

Die *Zahl der Zellen* im Aszites ist bei malignem und infektiösem Aszites erhöht. Bei infiziertem Aszites findet sich fast immer eine Zahl von über 500 Leukozyten. Eine sichere Erkennung von Asziteszellen als Tumorzellen gelingt bei malignem Aszites aber durchschnittlich nur bei etwa 65% der Patienten. Dennoch sind die Bestimmung der Zellzahl und ein Differentialblutbild der Asziteszellen als sinnvolle Maßnahmen in der Aszitesdiagnostik anzusehen. Bei Nachweis von mehr als 250 Neutrophilen/mm$^3$ ist auch bei negativer Bakteriologie eine spontane bakterielle Peritonitis anzunehmen. Allerdings ist die Granulozytenzahl nicht bei allen infektiösen Formen erhöht, so beispielsweise nicht bei der Infektion mit Chlamydia trachomatis.

*Fibronectin* ist ein Glykoprotein, das als „zelluläres Fibronectin" von der Oberfläche maligne entarteter Zellen abdiffundiert oder als lösliches Fibronektin vom Plasma in den Aszites übertritt. Es hat opsonierenden Charakter und wird demzufolge auch bei einer aktivierten Gerinnung verbraucht. Die Bestimmung erfolgt über radiale Immundiffusion und ist relativ aufwendig. Bei malignem und infektiösem Aszites findet man eine Fibronectinkonzentration über 7,5 mg/dl, während diese bei zirrhotischem Aszites praktisch immer niedriger liegt (Abb. 16). Dieser Befund er-

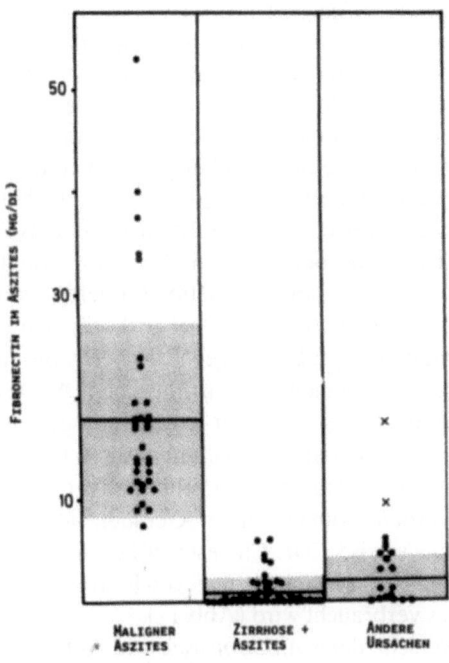

**Abb. 16.** Fibronectin-Konzentration im Aszites bei Patienten mit malignem, zirrhotischem und andersartig verursachtem Aszites (x = möglich, aber nicht definitiv maligne)

klärt sich dadurch, daß bei zirrhotischem Aszites durch die Aktivierung der Gerinnung und der Fibrinolyse das Fibronectin vermehrt verbraucht wird und demzufolge ein deutlich höherer Plasma-Aszites-Quotient für Fibronectin (> 10) besteht. Es handelt sich nicht, wie ursprünglich angenommen, um eine vermehrte Abdissoziation des Fibronectins von malignen Zellen. Dementsprechend war das gefundene Fibronectin auch nicht vom „zellulären Typ". Es besteht demzufolge auch keine Korrelation zwischen der Fibronectinkonzentration und der Zahl maligner Zellen im Aszites. Dieser Test ist daher auch wenig geeignet, einen malignen von einem infizierten Aszites zu differenzieren. Die Bildung des Fibronectin-Albumin-Quotienten steigert die Trennschärfe zwischen malignem und zirrhotischem Aszites.

Neuere Untersuchungen haben zeigen können, daß auch der *Cholesterin*gehalt im Aszites bei Patienten mit einer Infektion oder einer malignen Grunderkrankung deutlich höher liegt als bei Patienten mit Leberzirrhose. Die Ursache dieser Differenz ist bislang nicht geklärt. Die Konzentration von Cholesterin im Aszites ist nur mäßig mit der von Fibronectin korreliert.

Stellt man eine Korrelation zwischen dem Serum- oder Plasma-Aszites-Quotienten und dem Logarithmus des Molekulargewichts verschiedener Substanzen, die als Parameter bei zirrhotischem und bei malignem Aszites verwandt wurden, auf, so läßt sich eine lineare Korrelation für beide Aszitesarten finden, wobei die Steilheit der Kurve bei zirrhotischem Aszites deutlich ausgeprägter liegt. Diejenigen Parameter, die für eine Trennung zwischen malignem und zirrhotischem Aszites geeignet sind, liegen deutlich außerhalb der Korrelationsgeraden. Je nachdem, ob sie oberhalb oder unterhalb der Achse liegen, kann eine vermehrte Ansammlung oder ein erhöhter Verbrauch im Aszites definiert werden. Anhand dieser Geraden läßt sich erkennen, daß beispielsweise LDL-Cholesterin bei malignem Aszites vermehrt in den Aszites gelangt, hingegen Fibronectin bei zirrhotischem Aszites verbraucht wird (Abb. 17).

Verschiedene *Antiproteasen* wie Antithrombin III und $\alpha_1$-Antitrypsin finden sich im malignen Aszites in erheblich höherer Konzentration bzw. Aktivität als in zirrhotischem Aszites. Gleiches gilt für Fibrinogenspaltprodukte und $\alpha_2$-Makroglobulin, wäh-

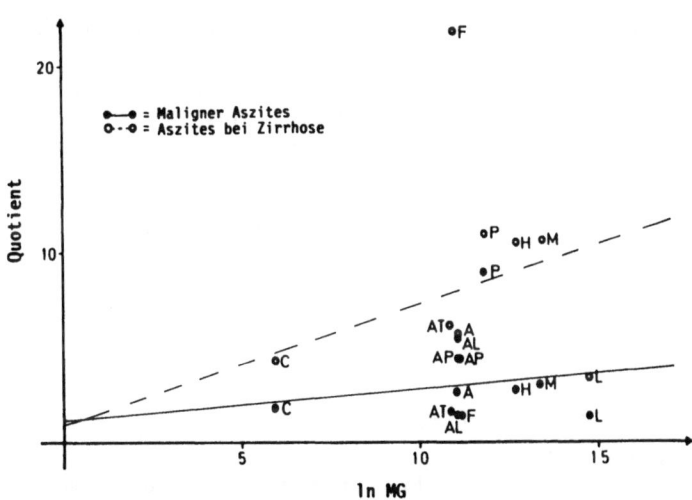

**Abb. 17.** Beziehung zwischen dem Logarithmus des Molekulargewichts und dem Serum/Aszites-Quotienten verschiedener Aszitesparameter (C = Cholesterin, F = Fibronectin, P = Plasminogen, M = $\alpha_2$-Makroglobulin, AT = $\alpha_1$-Antitrypsin, AP = $\alpha_2$-Antiplasmin, A = Antithrombin III, AL = Albumin, H = HDL-Cholesterin, L = LDL-Cholesterin)

rend $\alpha_2$-Antiplasmin sich nicht unterscheidet (Tabelle 10). Einzelne dieser Parameter sind bei Patienten mit zirrhotischem Aszites korreliert. Dieser Befund ist bei Patienten mit malignem Aszites aber nur für die Beziehung zwischen Fibronectin und $\alpha_1$-Protease-Inhibitor bzw. Antithrombin III nachzuweisen. Es liegen keine Untersuchungen bei großen Gruppen mit infiziertem Aszites vor.

Auch für die *Cholinesterase* wurde über erhöhte Konzentrationen (>600 U/l) bei malignem Aszites im Gegensatz zu portalem Aszites berichtet. Dieser Test hat aber noch keinen Eingang in die klinische Routine gefunden, da die Ergebnisse vorläufiger Natur sind.

Zahlreiche weitere Parameter sind untersucht worden. So ist die Konzentration von Sialinsäure, von Laminin $P_1$ und von zyklischem AMP in malignem Aszites höher als in zirrhotischem. Nur in einem malignem Erguß finden sich Isoenzyme wie eine Iso-

**Tabelle 10.** Befunde verschiedener Proteine bei malignem oder nichtmalignem Aszites und deren diagnostische Aussagekraft

| | Maligner Aszites (n = 17) | Zirrhotischer Aszites (n = 37) | Sensitivität [%] | Spezifität [%] | Grenzwert |
|---|---|---|---|---|---|
| Fibronectin [mg/dl] | 17,0 ± 6,9 | 1,0 ± 2,2[a] | 100 | 96 | 7,5 |
| Antithrombin III [IU/ml] | 5,0 ± 1,7 | 1,3 ± 1,4[a] | 94 | 94 | 3,1 |
| $\alpha_1$-Protease Inhibitor [g/l] | 3,1 ± 0,8 | 0,9 ± 0,7[a] | 94 | 89 | 1,95 |
| $\alpha_2$-Makroglobulin [mg/l] | 89 ± 36 | 31 ± 33[a] | 79 | 71 | 57 |
| Gesamt-Eiweiß [g/l] | 39 ± 15 | 15 ± 10[a] | 85 | 85 | 30 |
| Albumin [g/l] | 21,5 ± 6,4 | 7,3 ± 5,8[a] | 90 | 87 | 15 |
| Plasminogen (CTA U/ml) | 0,6 ± 0,4 | 0,2 ± 0,3[a] | 59 | 76 | 0,4 |

[a] $p < 0,01$

amylase. Schließlich wurde berichtet, daß die Adenosindeaminase bei tuberkulösem Aszites stark erhöht sei.

Grundsätzlich sind ein Ausstrich und eine kulturelle Untersuchung einer Aszitesprobe erforderlich, auch wenn die Sensitivität der mikrobiologischen Untersuchung für eine bakterielle Besiedelung des Aszites nicht ausreichend ist. Nach neueren Untersuchungen sind dabei Aszitesvolumina von 20 ml mit 80 ml Blutkulturflüssigkeit anaerob zu kultivieren, um beispielsweise eine spontane bakterielle Peritonitis nachzuweisen. Zum Nachweis einer Tuberkulose ist eine Ziehl-Neelsen-Färbung erforderlich. Selbstverständlich sollten bei geringstem klinischem Verdacht auch Kulturen auf Tuberkelbakterien und Pilze angelegt werden.

Auch eine *zytologische Untersuchung* des Punktates ist durchaus sinnvoll, da eine sehr hohe Spezifität besteht und bei einer Sensitivität von 65% immerhin bei über der Hälfte der Patienten mit malignem Aszites auch der positive Nachweis von Tumorzellen geführt werden kann. Möglicherweise wird die Sicherheit durch Anwendung eines Immunoperoxidase-Testsystems erhöht.

### 4.2.2 Maligner versus benigner Aszites

Da die *zytologische Untersuchung* bei der Diagnose eines malignen Aszites nur eine Sensitivität von etwa 65% hat, und diese Situation auch durch die Verwendung von Immunoperoxidase-unterstützten Tests mit monoklonalen Antikörpern für CEA, epitheliales Membranantigen (EMA) und tumorassoziiertes Antigen (SAM 2, SAM 10) oder humanes Leukozytenantigen (HLE 1) nicht hinreichend verbessert werden kann, muß auf andere Laborparameter zurückgegriffen werden. Eine Proteinkonzentration von über 3 g/dl definiert den Aszites als Exsudat, das häufig malignen oder entzündlichen Ursprungs ist. Die Sensitivität der Proteinkonzentration ebenso wie die des Albumin-Serum-Aszites-Gradienten liegt aber nur in der Größenordnung von 85% und ist damit nur wenig besser als die der zytologischen Untersuchung. Ähnliches gilt für die Laktatdehydrogenase im Aszites, für deren Serum-Aszites-Quotienten und für die Laktat- und die Glukosekonzentration im Aszites. Die Bestimmung von Tumornekrosefaktor, Interleukin 2-Rezeptoren, $\beta_2$-Mikroglobulin und Neopterin trägt nicht zur Differenzierung bei. Der Wert der Ferritinbestimmung ist offen.

Die Konzentration von Fibronectin ist in malignem Aszites deutlich höher als in zirrhotischem Aszites. In Kollektiven, die eine geringe Prävalenz eines infizierten Aszites aufweisen, liegen Sensitivität und Spezifität für maligne Tumoren als Ursache des Aszites bei über 95%, bei Verwendung des Fibronectin-Albumin-Quotienten bei 100%. Etwas weniger aussagefähig ist die Cholesterinkonzentration im Aszites (Abb. 18). Auch hier liegen bislang keine ausreichenden Daten unter Einschluß von größeren Patientenzahlen mit infiziertem Aszites vor. Weder die Fibronectin- noch die Cholesterinkonzentration vermag Aszites, der bei ausgedehnter intrahepatischer Metastasierung ohne Anschluß von Tumorgewebe an das Peritoneum entsteht, von zirrhotischem Aszites

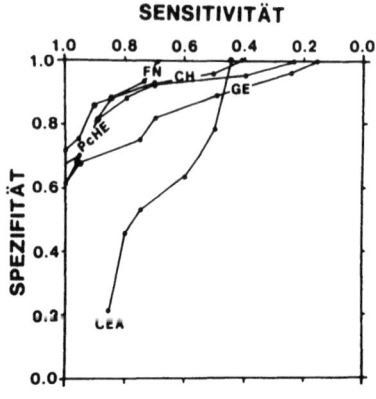

**Abb. 18.** Receiver-Operator-Characteristic-Kurve zur Differenzierung des malignen und zirrhotischen Aszites (*FN* = Fibronectin, *CH* = Cholesterin, *PcHE* = Pseudocholinesterase, *GE* = Gesamteiweiß, *CEA* = karzinoembryonales Antigen) (Nach Gerbes et al. 1989)

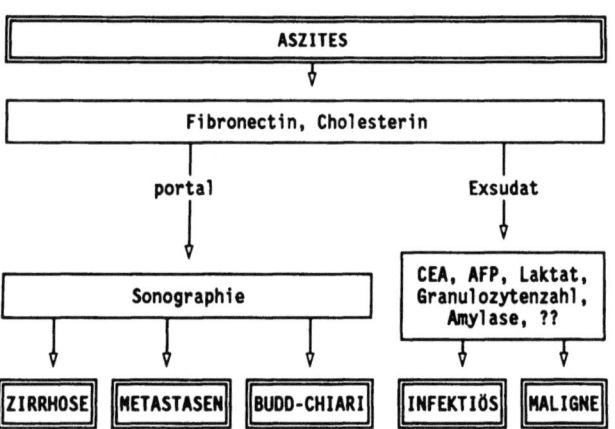

**Abb. 19.** Differenzierung des Aszites – anzustrebendes System

zu differenzieren. Hier sind aber verständlicherweise die bildgebenden Verfahren wie die Sonographie von entscheidender Bedeutung. Die Aktivität verschiedener Antiproteasen vermag ebenfalls malignen von zirrhotischem Aszites zu differenzieren, auch hier sind aber Patienten mit intrahepatischen Metastasen und resultierender portaler Hypertension und solche mit infiziertem Aszites nicht hinreichend untersucht (Tabelle 10).

Derzeit ist als *effizientester Weg* zur Differenzierung zwischen malignem und zirrhotischem Aszites initial die Bestimmung von Fibronectin (Grenzwert 7,5 mg/dl) oder Cholesterin (Grenzwert 45 mg/dl) anzusehen. Bei Überschreiten dieser Grenzwerte sollten eine zytologische Untersuchung unter Zuhilfenahme der Immunperoxidase-Techniken und die Bestimmung von CEA erfolgen. Die Sonographie ist schließlich die Methode der Wahl, um bei Patienten mit hepatischer Metastasierung ohne peritoneale Aussaat die Diagnose zu sichern (Abb. 19).

Ein *kardialer Aszites* ist nach neueren Angaben durch eine Proteinkonzentration über 2,5 g/dl und eine höhere Laktatdehydrogenaseaktivität und Erythrozytenzahl bei niedrigem Fibronectin und Cholesterin im Aszites gekennzeichnet und in der Regel klinisch zu erfassen.

### 4.2.3 Steriler versus infizierter Aszites

Während die Spezifität der *bakteriologischen Untersuchung* der Aszitesflüssigkeit beim Nachweis eines infizierten Aszites 100% beträgt, liegt die Sensitivität, insbesondere des gramgefärbten Ausstrichs, bei nur 25–50%. Diese unbefriedigenden Ergebnisse werden insbesondere durch die Schwierigkeiten der Anzüchtung von Keimen bei der spontanen bakteriellen Peritonitis bedingt. Hier sind vermutlich Kulturtechniken mit größeren Aszitesvolumina (20 ml anaerob kultiviert mit 80 ml Blutkulturflüssigkeit) erforderlich, um bei den vorhandenen geringen Keimzahlen eine höhere Sensitivität zu erreichen. Ein infizierter Aszites geht in der Regel mit mehr als 500 Leukozyten/mm$^3$ einher, wobei die Ausnahmen wie z.B. eine Infektion mit Chlamydien zu beachten sind. Die Zelldifferenzierung ist aber zur Abgrenzung von einem malignen Aszites nicht ausreichend. Besteht kein Verdacht auf einen malignen Ursprung, ist diese Zahl aber auch bei negativen Kulturen ausreichend, um eine spontane bakterielle Peritonitis anzunehmen. Dies gilt insbesondere, wenn die Zahl der *neutrophilen Granulozyten* über 250/mm$^3$ liegt. Die *Laktatkonzentration* im Aszites ist bei Vorliegen einer Infektion deutlich höher als

**Tabelle 11.** Vergleich zwischen spontaner (SBP) und sekundärer bakterieller Peritonitis. (Nach Stassen u. McCullough 1985)

|  | SBP | Sekundäre Peritonitis |
|---|---|---|
| Häufigkeit [%] | 1–20 | 0,4–2,3 |
| Bakteriologie | | |
| 1 Erreger | 78–88% | Selten |
| Mehrere Erreger | 12–22% | Fast immer |
| Anaerobier | 10% | Häufig |
| Candida | Nie | Selten, aber spezifisch |
| Pneumoperitoneum | Selten | Häufig |
| Aszitesdiagnostik | | |
| Leukozyten | Weite Variation ($>500/mm^3$) | Weite Variation ($>500/mm^3$) |
| pH | <7,35 | ? |
| Laktat [mmol/l] (normal < 3,6) | 3,7–21,6 | 3,7–14,0 |
| Therapie | Antibiotika | Antibiotika und Operation |
| Mortalität | 50–90% | 80% |

im sterilen Aszites, wobei der pH-Wert dann fast immer unter 7,35 liegt. Eine pH-Differenz zwischen arteriellem Blut und Aszites $\geq 0,1$ hat ebenfalls eine hohe Sensitivität für einen infizierten Aszites, die Spezifität ist aber gleichfalls gering, wenn ein maligner Aszites nicht mittels anderer Methoden ausgeschlossen werden kann. Patienten mit einer *intestinalen Perforation* als Ursache der Infektion weisen meist mindestens zwei der folgenden drei Kriterien auf: Gesamteiweiß im Aszites >1 g/dl, Glukose <50 mg/dl und Laktatdehydrogenase >225 U/l. Diese Kriterien sind bei der spontanen bakteriellen Peritonitis selten erfüllt (Tabelle 11).

Eine *Glukosekonzentration* im Aszites, die deutlich unter derjenigen des Plasmas liegt, ist als diagnostischer Hinweis für eine *tuberkulöse Peritonitis* anzusehen. Eine Adenosindeaminaseaktivität im Aszites >32 U/l spricht mit einer Sensitivität und Spezifität >95% für eine Peritonealtuberkulose als Ursache des Aszites. Es bedarf grundsätzlich der klinischen Beobachtung und der gleichzeitigen Erhebung all dieser Parameter einschließlich zytologi-

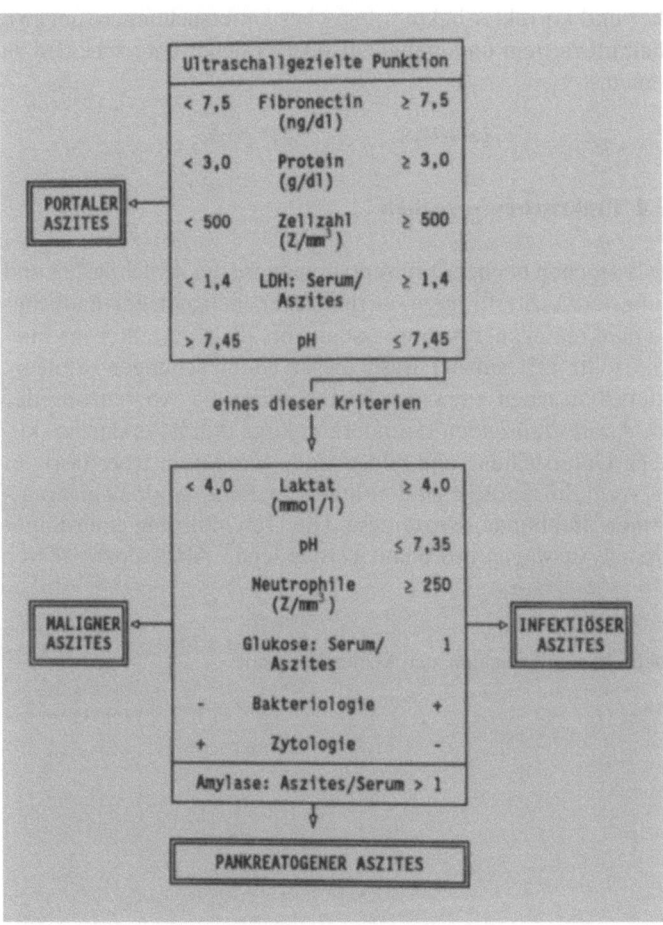

**Abb. 20.** Untersuchung des Aszites zur Differentialdiagnose der wichtigsten Aszitesformen

scher und korrekter bakteriologischer Untersuchungen, um zwischen infiziertem und malignem Aszites sicher unterscheiden zu können.

### 4.2.4 Praktisches Vorgehen

Das Vorgehen bei der Differentialdiagnose der 4 wichtigsten und häufigsten Aszitesformen – zirrhotischer, maligner, entzündlicher und pankreatogener Aszites – ist in Abb. 20 dargestellt. Eine Therapie sollte erst auf der Basis dieser Untersuchungen erfolgen. Seltene Ursachen eines Aszites erfordern die Abgrenzung der zum Aszites führenden Grunderkrankung durch Anamnese, klinische Untersuchung und bildgebende Verfahren. Überflüssig in der Aszitesdiagnostik sind röntgenologische Abdomenleeraufnahmen und blinde Parazentese. Die Durchführung einer Laparoskopie ist wegen des damit verbundenen Ablassens größerer

**Tabelle 12.** Untersuchung der Aszitesflüssigkeit

*Standardprogramm*
Leukozytenzahl/Zellzahl
Leukozytendifferenzierung
Zytologie
Gramfärbung
Ziehl-Neelsen-Färbung
Aerobe und anaerobe Kultur
Tuberkelbakterien- und Pilzkultur
Laktat
pH
Albumin
Fibronectin
Cholesterin

*Zusatzuntersuchungen*
LDH
CEA
AFP
Glukose
Polarisationsmikroskopie

Aszitesmengen gefährlich und darf nur unter gleichzeitiger Albuminsubstitution erfolgen. Sie gibt dann Aufschluß über die Genese des Aszites, den eventuellen Primärtumor, eventuelle entzündliche Veränderungen des Peritoneums und das Ausmaß einer Lebererkrankung und der begleitenden portalen Hypertension. Eine Leberbiopsie führt auch zur Kärung der selteneren Ursachen, die mit einer Infiltration der Leber einhergehen, wie beispielsweise bei malignen Systemerkrankungen. Tabelle 12 gibt ein Standardprogramm zur Untersuchung des Aszites wieder.

# 5 Diagnose und Differenzierung des Nierenversagens bei Lebererkrankungen

Der Begriff „*hepatorenales Syndrom*" wird für sehr unterschiedliche klinische Zustandsbilder benutzt. Zahlreiche Beziehungen zwischen Lebererkrankungen und Nierenversagen wurden unter diesen Begriff subsumiert und müssen zur rationalen Therapieplanung unterschieden werden (Tabelle 13). Autopsieserien haben ein weites Spektrum von Nierenveränderungen (ischämische Schädigung des proximalen Tubulus, glomeruläre Veränderungen und insbesondere den Reflux von proximalen Tubulusepithelien in die Bowman-Kapsel) dokumentiert.

**Tabelle 13.** Differentialdiagnose des hepatorenalen Syndroms

| | |
|---|---|
| Genetisch | Polyzystische Erkrankung (Leber und Nieren) |
| Infektiös | Leptospirose, Sepsis, Hepatitis B (Immunkomplexe) |
| Zirkulatorisch | Kongestives Herzversagen, Schock, relative Hypovolämie |
| Kollagenosen | Polyarteriitis nodosa |
| Medikamente | Aminoglykoside, Indometacin und andere nichtsteroidale Antiphlogistika, Kontrastmittel, Antibiotika |
| Toxine | Tetrachlorkohlenstoff, Methanol |
| Anderes | Akute tubuläre Nekrose, Rhabdomyolyse, Papillennekrose, obstruktives Nierenversagen, multiples Organversagen, DIC bei akutem Leberschaden, Tumorleiden |
| Pseudohepatorenales Syndrom | Prärenales Nierenversagen bei Reduktion des Plasmavolumens durch forcierte Diurese, Diarrhö, Erbrechen und Parazentese ohne Albuminersatz |

## 5.1 Diagnose

Das Nierenversagen bei Leberzirrhose wird wie bei anderen Formen anhand der Urinausscheidung und der Retentionswerte im Serum diagnostiziert. Dabei ist zu beachten, daß infolge des gestörten Leber- und Muskelstoffwechsels die Produktion von *Kreatinin* und *Harnstoff* verringert sein kann. Daher ist es oft auch bei jüngeren Patienten erforderlich, die Kreatininclearance zu bestimmen, um Aussagen über die Nierenfunktion zu machen. Es ist weiter von Bedeutung, daß die Ausscheidung von Natrium und freien Wasser unabhängig von einander gestört sein kann, so daß weder die Reduktion der Urinausscheidung auf Werte unter 500 ml/Tag noch die der Natriumausscheidung auf Werte unter 40 mval/Tag allein als Kriterium eines Nierenversagens gelten kann.

## 5.2 Differenzierung

### 5.2.1 Einzelne Parameter

**Fraktionelle Natriumelimination**

Die fraktionelle Natriumelimination wird berechnet als Quotient aus dem Verhältnis von Urinnatrium zu Serumnatrium und Urinkreatinin zu Serumkreatinin:

$$FE_{Na} = \frac{\frac{U_{Na}}{S_{Na}}}{\frac{U_{Crea}}{S_{Crea}}} \times 100 (\%)$$

Sie ist bei allen Formen des prärenalen Nierenversagens und beim hepatorenalen Syndrom deutlich erniedrigt und liegt immer unter 0,5%. Hingegen ist sie bei Patienten mit akuter tubulärer Nekrose deutlich erhöht (bis 10%) und liegt bei Patienten mit organischem Nierenversagen in der Regel über 1% (Tabelle 14). Hier ist allerdings der Einfluß therapeutischer Maßnahmen zu

**Tabelle 14.** Biochemische Parameter beim akuten Nierenversagen

|  | Prärenal, HRS | Akute Glomerulonephritis | Akute Tubulusnekrose | Postrenal |
|---|---|---|---|---|
| Urinosmolalität [mOsm/kg $H_2O$] | >500 | >350 | <350 | <350 |
| Urinnatrium [mmol/l] | <30 | <30 | >30 | >30 |
| Fraktionelle Natriumausscheidung [%] | <1 | <1 | >2 | >2 |
| Renaler Ausfallindex | <1 | <1 | >2 | >2 |
| Urinkreatinin Plasmakreatinin | >40 | >40 | <20 | <20 |
| Proteine [g/l] | – | >2 | 1–2 | – |
| Sediment | – | Erythrozyten (Zylinder) | Tubuläre Zellen (Zylinder) | – |

berücksichtigen, wie der Gabe von Diuretika, einer extremen Kochsalzzufuhr oder der Gabe von die periphere Vasodilatation beeinflussenden Medikamenten wie Ornipressin. Von Bedeutung ist, daß sich die fraktionelle Natriumelimination in Spätphasen des hepatorenalen Syndroms wieder deutlich erhöht, was einen Übergang in eine akute tubuläre Nekrose anzeigt (Abb. 21).

**Bestimmung von Enzymen und Proteinen im Urin**

Die Differenzierung des Molekulargewichts von im Urin ausgeschiedenen Proteinen erlaubt im Prinzip die Unterscheidung von glomerulären und tubulären Veränderungen. Die Ausscheidung von Proteinen mit einem Molekulargewicht über 60000 läßt auf einen glomerulären Schaden schließen, während die Ausscheidung niedermolekularer Proteine sich auf Tubulusdefekte bezieht. Infolge der im Tubulus möglichen Rückresorption niedermolekularer Proteine ist die Bestimmung der $\beta_2$-*Mikroglobulin*-Ausscheidung im Urin für die Differenzierung von akut-tubulärer Nekrose und hepatorenalem Syndrom wohl ohne Wert. Die Bedeutung der

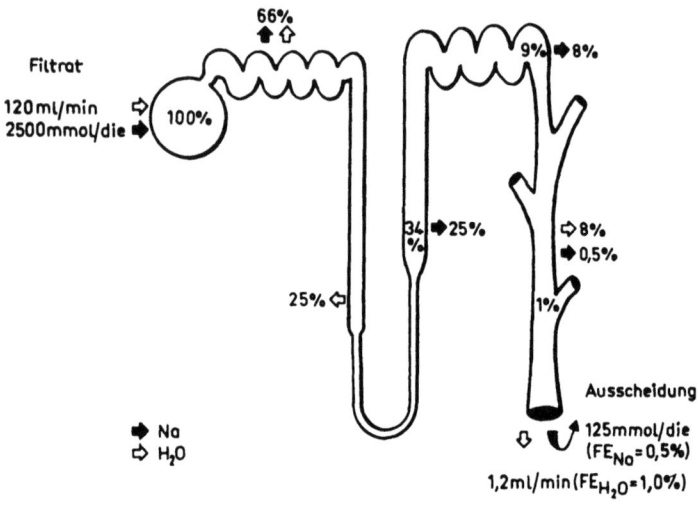
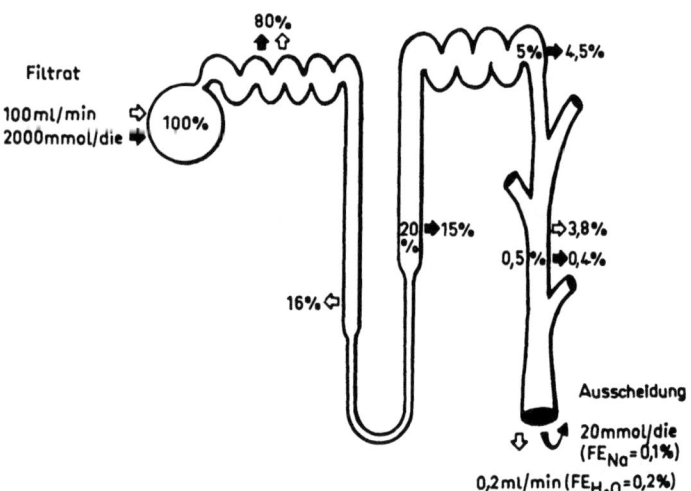

**Abb. 21.** Natrium- und Wasserfiltration, -resorption und -ausscheidung der normalen Niere (oben) und bei „prärenalem Zustand" (unten). (*FE* fraktionelle Exkretionsrate)

Ausscheidung von $\alpha_1$-Mikroglobulin ist ungeklärt. Von einigen Autoren wurde mitgeteilt, daß die fraktionelle Exkretion von $\gamma$-GT, $\alpha$-Glukosidase, $\beta$-Glukuronidase, alkalischer Phosphatase und Leucinaminopeptidase bei Patienten mit akut-tubulärer Nekrose massiv erhöht ist. Die Sensitivität für das Vorhandensein einer akut-tubulären Nekrose betrug für die $\gamma$ GT 84%, die Spezifität 100%. Diese Befunde sind aber nicht unwidersprochen, da von einzelnen Autoren auch dargestellt wurde, daß die Ausscheidung dieser Enzyme nur einen Schaden einzelner Tubuluszellen, nicht aber eine generell gestörte Tubulusfunktion anzeigt. Die Veränderungen der fraktionellen Natriumelimination bei akuter tubulärer Nekrose lassen aber auch eine generell gestörte Tubulusfunktion als sicher annehmen.

Die Ausscheidung des *retinolbindenden Proteins* (RBP) im Urin ist bei akuter tubulärer Nekrose ebenso wie bei hepatorenalem Syndrom und chronischem Nierenversagen erhöht, nur bei hepatorenalem Syndrom ist gleichzeitig aber eine niedrige Konzentration des RBP im Serum vorhanden, was auf eine erhöhte fraktionelle Elimination dieses Proteins schließen läßt. Bei aminoglykosidinduziertem Nierenschaden bei Patienten mit Lebererkrankungen findet sich immer eine erhöhte Ausscheidung von $\beta_2$-Mikroglobulin.

**Osmolarität und Konzentration des Urins**

Bei prärenalem Nierenversagen ist der Quotient von Urinosmolarität zu Plasmaosmolarität größer als 1,8, bei hepatorenalem Syndrom immer noch größer als 1,0. Bei renalen Formen des Nierenversagens liegt er unter 1,0. Die Osmolarität des Urins liegt in der Regel bei prärenalen Formen des Nierenversagens und beim hepatorenalen Syndrom > 500, bei renalen Formen < 350. Die Relation von Urin- zu Plasmaharnstoff hat bei den prärenalen Formen und dem hepatorenalen Syndrom Werte > 8 und bei renalen Formen in der Regel < 3. Die entsprechenden Verhältnisse für Kreatinin liegen bei > 40 für die prärenalen Formen und bei < 20 für die renalen Formen des Nierenversagens. Der Nierenversagensindex (RFI), der sich wie folgt berechnet:

$$RFI = \frac{U_{Na}}{\frac{U_{Crea}}{S_{Crea}}}$$

liegt bei prärenalen Formen und beim hepatorenalen Syndrom unter und bei renalen Formen über 1,0.

**Histologische Parameter**

Beim hepatorenalen Syndrom findet sich ein Reflux von proximalen Tubulusepithelien in die Bowman-Kapsel. Immunhistochemisch läßt sich beim hepatorenalen Syndrom eine deutliche Verminderung der Prostaglandin-Endoperoxid-Synthetase und der Prostazyklin-Synthetase nachweisen, während diese bei der akuten tubulären Nekrose normal sind. Eine Verstopfung der Tubuli mit Bilirubinsediment ist typisch für die sogenannte „cholämische Nephrose".

**Zirkulatorische Parameter**

Von besonderer Bedeutung für die Differenzierung der verschiedenen Formen des Nierenversagens bei Leberzirrhose sind die kardiovaskulären Parameter. Am einfachsten zugänglich ist der zentrale Venendruck, der bei einem hepatorenalen Syndrom niedrig, gelegentlich aber auch normal ist. Reduziert sind meist der linksatriale Füllungsdruck und das Herzzeitvolumen, besonders vermindert ist der periphere Widerstand. Der mittlere arterielle Blutdruck ist meist ebenfalls erniedrigt. Während sich diese Parameter mit Ausnahme des peripheren Widerstandes durch eine Volumenzufuhr in der Regel normalisieren lassen, ist bei hepatorenalem Syndrom die Nierenfunktion dadurch nicht zu bessern. Hingegen ist bei Vorliegen eines pseudohepatorenalen Syndroms infolge von Volumendepletion verschiedener Ursache hierbei immer eine Besserung zu erwarten (Abb. 22). Die Diagnose eines echten hepatorenalen Syndroms bei Fehlen anderer Zeichen einer organischen Nierenfunktionsstörung läßt sich demzufolge ge-

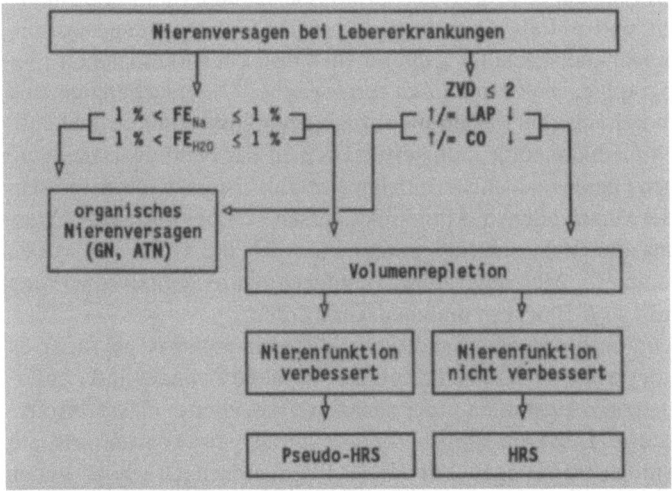

**Abb. 22.** Differenzierung des Nierenversagens bei Leberzirrhose. (*HRS* hepatorenales Syndrom, *GN* Glomerulonephritis, *ATN* Akute tubuläre Nekrose)

rade durch das fehlende Ansprechen der Nierenfunktion bei gleichzeitiger Normalisierung der Kreislaufparameter stellen.
Bei der akuten tubulären Nekrose sind in der Regel die genannten kardiovaskulären Parameter erhöht, gleiches gilt für die anderen Formen des organischen Nierenversagens.

### 5.2.2 Abgrenzung der wichtigen Formen

Primär muß anhand der Nierenfunktions- und der kardiovaskulären Parameter geklärt werden, ob es sich um ein echtes hepatorenales Syndrom (siehe oben), eine primär organische Schädigung der Niere oder die verschiedenen Spielarten des pseudohepatorenalen Syndroms handelt. Andere Formen des gemeinsamen Organversagens wie die polyzystische Erkrankung, Infektionskrankheiten, kardiale Ursachen, Kollagenosen, eine Rhabdomyolyse, ein obstruktives Nierenversagen und Tumorerkrankungen sind mittels Anamnese, klinischer Untersuchung und entsprechender gezielter weiterer diagnostischer Maßnahmen (Sonographie, bakteriologisch-serologische Untersuchungen und laborchemische Verfahren) abzugrenzen. Insbesondere die häufigen medikamentös induzierten Formen des Nierenversagens, so nach Gabe von nichtsteroidalen Antiphlogistika, Kontrastmitteln oder verschiedenen Antibiotika, lassen sich bei korrekter Erfassung der Vorgeschichte erkennen. Auch die Gabe von ACE-Hemmern, Metoclopramid, Hemmern der Angiotensinwirkung und von $\beta$-Blockern muß bedacht werden.

Beim hepatorenalen Syndrom ist der Urin in der Regel sauer, es findet sich eine mäßige Proteinurie. Hyaline Zylinder und Leukozytenzylinder sind häufiger nachzuweisen, ebenso eine Mikrohämaturie. Der Urin ist insbesondere initial meist konzentriert, die Osmolarität ist gegenüber der des Plasmas dreifach erhöht. In der Folgezeit läßt die Konzentrationsfähigkeit nach.

Man beobachtet häufig eine Hyponatriämie, eine Hypokaliämie und eine verminderte Albuminkonzentration sowie eine Alkalose. Das Auftreten einer Hyperkaliämie mit Azidose ist meist Folge einer terminalen Laktatazidose. Die Harnstoffkonzentration im Serum findet sich gegenüber der des Kreatinins meist deutlich überproportional erhöht, die Kreatininkonzentration ist auch als Folge des bereits primär bestehenden Muskelschwundes häufig unterproportional niedrig. Das Verhältnis von Urin- zu Plasmakreatinin ist deutlich erhöht, es findet sich eine verminderte Clearance freien Wassers mit konsekutiver Hyponatriämie. Das retinolbindende Protein im Urin ist bei hepatorenalem Syndrom ähnlich hoch wie bei anderen Formen des Nierenversagens, während die Konzentration im Serum deutlich erniedrigt gemessen wird. Das Urinvolumen ist meist deutlich eingeschränkt, in seltenen Fällen ist aber auch eine Oligurie nicht nachweisbar. Als wesentlich wird eine fast immer extrem erniedrigte Natriumausscheidung im Urin angesehen, die nur präterminal bei gleichzeitig auftretender akuter tubulärer Nekrose wieder ansteigt. Die fraktionellen Eliminationsraten von Natrium und Wasser sind erniedrigt und steigen ebenfalls in der präterminalen Phase mit Übergang in eine akute tubuläre Nekrose wieder deutlich an (Abb. 21).

Bei der akuten tubulären Nekrose ist die fraktionelle Natriumelimination hoch, dementsprechend auch die Natriumkonzentration im Urin. Die Konzentration des Urins wird deutlich erniedrigt gefunden. Die Ausscheidung von $\beta_2$-Mikroglobulin ist bei akuter tubulärer Nekrose erhöht, unterscheidet sich aber nicht wesentlich von der bei hepatorenalem Syndrom. Die fraktionelle Exkretion von $\gamma$-GT und $\alpha$-Glukosidase ist deutlich erhöht, gleiches gilt für die alkalische Phosphatase und die Leucinaminopeptidase. Die Sensitivität der erhöhten fraktionellen Exkretion dieser Enzyme liegt bei 61–84%, die Spezifität bei 91–100%, wobei die $\gamma$-GT jeweils am besten diskriminiert. Die fraktionelle Exkretion dieser Enyzme wird bei akuter tubulärer Nekrose jeweils um den Faktor 50–100 höher gefunden als bei gesunden Kontrollpersonen und um den Faktor 10 höher als bei Patienten mit Zirrhose und funktionellem Nierenversagen (hepatorenales Syndrom). Die Tatsache, daß die fraktionelle $\beta_2$-Mikroglobulin-Clearance normal ist, läßt auf eine erhaltene Tubulusfunktion, die erhöhte Exkretion der Enzyme auf einen zellulären Schaden schließen.

Die *glomerulären Veränderungen* lassen sich durch die üblichen Urinparameter wie Eiweißkonzentration, Eiweißdifferenzierung und quantitatives Erythrozytensediment verifizieren. Wie oben ausgeführt, finden sich solche Veränderungen bei bis zu 60% der Patienten mit Leberzirrhose.

### 5.2.3 Praktisches Vorgehen

Tabelle 15 gibt die wesentlichen diagnostischen Parameter bei Nierenversagen und Lebererkrankungen an. Da es wegen der therapeutischen Implikationen außerordentlich wichtig ist, die verschiedenen Formen des Nierenversagens zu differenzieren, ist eine diesbezügliche gründliche Analyse immer erforderlich. Unter Zuhilfenahme der kardiovaskulären und der Urinparameter läßt sich ein organisches Nierenversagen von einem „prärenalen oder funktionellen" Nierenversagen differenzieren. Die Maßnahme der Volumenrepletion erlaubt je nach Ansprechen dann die Trennung der übrigen Formen des pseudohepatorenalen Syn-

**Tabelle 15.** Wesentliche diagnostische Parameter bei Lebererkrankungen mit Nierenversagen

| | |
|---|---|
| Nierenfunktion | |
| Zu messen: | Natrium im Serum, Natrium im Urin |
| | Kreatinin im Serum, Kreatinin im Urin |
| | Urinvolumen |
| | Osmolarität des Urins |
| | Harnstoff im Serum |
| | Urinstatus |
| Zu berechnen: | $FE_{Na}$ (fraktionelle Natriumelimination) |
| | $FE_{H_2O}$ (fraktionelle Wasserelimination) |
| | GFR (glomeruläre Filtrationsrate) |
| Kreislauf | |
| Zu messen: | Zentraler Venendruck |
| | Linksatrialer Füllungsdruck |
| | Herzzeitvolumen |
| | Arterieller Blutdruck |
| | Renin/Aldosteron i. P. |
| Zu berechnen: | Herzzeitvolumen |
| | Arteriovenöse Shunts |
| | Peripherer Widerstand |
| Lebererkrankungen | Leberfunktionsparameter |
| | Tumormarker ($\alpha_2$-Fetoprotein) |
| | Aszitesparameter (s. S. 64) |
| | Ultraschall |
| | Computertomographie |

droms vom echten hepatorenalen Syndrom (Abb. 22). Die Bestimmung der oben erwähnten Enzyme oder Proteine im Urin hat bislang keine wesentliche praktische Bedeutung gewonnen, grundsätzlich ist aber eine Differenzierung des Urineiweißes bei Patienten mit subakutem Nierenversagen bei Leberzirrhose sinnvoll, um die glomerulären Formen von den tubulären Formen zu trennen, wenn ein prärenales oder funktionelles Nierenversagen ausgeschlossen ist.

# 6 Therapie

Bei der Behandlung des Aszites kann zwischen einer allgemeinen Therapie, die unabhängig von der den Aszites verursachenden Grundkrankheit ist, und einer speziellen Therapie, die sich nach der jeweiligen Grundkrankheit richtet, unterschieden werden. Die folgende Darstellung beschreibt die allgemeine Aszitestherapie und geht dann auf die spezielle Therapie ein, wobei die Behandlung des Aszites bei Leberzirrhose und dessen Komplikationen im Vordergrund steht.

## 6.1 Indikation und Voraussetzungen der Therapie

### 6.1.1 Indikation

Da sonographisch bereits sehr kleine Aszitesmengen nachgewiesen werden können, die Aszitestherapie jedoch mit Komplikationen verbunden sein kann, muß die Indikation aufgrund eindeutiger Kriterien gestellt werden. Das Auftreten von Aszites ist in der Regel mit einer schlechten Prognose verbunden. Dies gilt nicht nur für Patienten mit malignen Erkrankungen, sondern auch für Patienten mit Aszites bei Leberzirrhose.

Aszites ist die Voraussetzung für das Auftreten von *Komplikationen* wie der spontanen bakteriellen Peritonitis und des hepatorenalen Syndroms. Gleichzeitig bildet er auch die Voraussetzung für das Auftreten von iatrogen induzierten Komplikationen, insbesondere die verschiedenen Formen des pseudohepatorenalen Syndroms. Der erhöhte intraabdominelle Druck führt zu einer Steigerung des portalen Drucks und einer Verminderung des

Druckes im unteren Ösophagussphinkter und erhöht dadurch die Gefahr einer Ösophagusvarizenblutung oder anderer Folgen der portalen Hypertension, wie Magenerosionen und Hämorrhoiden. Ein gespannter Aszites führt infolge der hochgedrängten Zwerchfelle zu einer Beeinträchtigung der kardialen Funktion mit ausgeprägter Verminderung der Herzauswurfleistung. Anorexie und Proteinkatabolismus sind mit dem Aszites assoziiert. Der Zwerchfellhochstand bewirkt eine Dyspnoe, die durch das Auftreten von Pleuraergüssen verstärkt wird. Der gespannte Aszites kann schmerzen und die Ausbildung von Hernien an präformierten Stellen verminderter Resistenz mit sich bringen.

Bei Vorliegen dieser Bedingungen (Tabelle 16) sollte ein klinisch relevanter Aszites behandelt werden, wenn dies nicht unakzeptable Komplikationen mit sich bringt. Da es sich definitionsgemäß um eine palliative Therapie handelt, und die therapeutischen Maßnahmen in der Regel auch mit Komplikationen verbunden sind, muß aber die Entscheidung in jedem Einzelfall gründlich abgewogen werden.

Bei Patienten mit malignem Aszites und der dann meist quoad vitam infausten Prognose ist das Ablassen des Aszites zur Erleichterung fast immer unkompliziert und daher meist indiziert. Eingreifendere Therapieverfahren wie die operative Anlage eines peritoneovenösen Shunts bedürfen der Abwägung des operativen Risikos mit der verbleibenden Lebensspanne und den Risiken einfacherer Methoden.

**Tabelle 16.** Indikationen zur Aszitesausschwemmung

Starker, gespannter Aszites mit
- Zwerchfellhochstand, Dyspnoe
- Schmerzen
- Nabel- oder Inguinalhernien

Drohende Aszitekomplikationen
- Herzinsuffizienz
- Ösophagusvarizenblutung (Rezidiv)
- Anorexie und Proteinkatabolismus

Voraussetzung zur weiteren Diagnostik
- Laparoskopie
- Arteriographie

## 6.1.2 Voraussetzungen der Aszitestherapie

Eine risikoarme Therapie des Aszites ist nur möglich bei Kenntnis der Asziteskinetik, der bei Zirrhose mit und ohne Diuretikatherapie auftretenden Störungen des Elektrolyt- und Säure-Basen-Haushaltes und der vermeidbaren Ursachen eines Therapieversagens. Obwohl davon ausgegangen wird, daß 40–80% des Aszitewassers pro Stunde mit Plasmawasser und 4% des Aszitesalbumins pro Stunde zwischen Plasma und Aszites ausgetauscht werden, lassen sich aufgrund gründlicher Untersuchungen nur 300 bis 500 ml Aszites pro Tag aus der Peritonealhöhle mobilisieren. Durch neuere Untersuchungen kann als gesichert angesehen werden, daß bei Patienten ohne gleichzeitig vorhandene Ödeme maximal 750 ml Aszites pro Tag mobilisiert werden können, ohne daß Komplikationen auftreten. Ein höherer Flüssigkeitsverlust ist mit einer Plasmavolumenkontraktion verbunden, wie dies auch bei einer Parazentese von mehr als 2 l der Fall ist, wobei, wenn nicht gleichzeitig Eiweiß substituiert wird, 58% (15–104%) des Aszites innerhalb von 4 Tagen wieder reakkumulieren.

Eine Hyponatriämie infolge der gestörten Ausscheidung freien Wassers ist immer bei einer Wasserzufuhr, die die Ausscheidung überschreitet, zu beobachten. Alle Diuretika, die das intravasale Volumen vermindern oder im distalen Tubulus und im Sammelrohr die Reabsorption von Natrium und die Verdünnung des Urins behindern, können eine solche Hyponatriämie verstärken.

Das Gesamtkörperkalium ist bei Patienten mit Zirrhose häufig vermindert, das Serumkalium ist meist nur bei Vorliegen eines Aszites reduziert, häufig wohl infolge diuretischer Therapie, Erbrechen oder Diarrhö. Bei Störungen des Glutamin- und Ammoniumhaushaltes kann eine *Enzephalopathie* die Folge sein. Verschiedene Diuretika führen zu einem renalen *Kaliumverlust*, wobei eine Dissoziation des kaliuretischen und des natriuretischen Effektes bei bestimmten Diuretika beobachtet wird, d.h. es kommt zu einer Kaliurese, auch wenn keine wesentliche Natriurese induziert wird. Ein *Magnesiummangel* ist abgesehen von diätetischen Einflüssen und dem direkten Einfluß von Alkohol auf die Magnesiumexkretion in der Regel auch durch die Einnahme von Diuretika bedingt, wobei Schleifendiuretika im Vordergrund stehen. Gleiches gilt für einen *Zinkmangel* (Abb. 23). Störungen des *Säure-Basen-Haushaltes* sind bei Patienten mit Leberzirrhose häufig, wobei die hyperventilationsinduzierte respiratorische Alkalose den größten Anteil hat. Eine metabolische Alkalose infolge Erbrechens oder durch diuretikainduzierte Ausscheidung von Kalium, Chlorid und Protonen ohne Bikarbonat ist ebenfalls nicht selten. Von besonderer Bedeutung sind Störungen des Säure-Basen-Haushaltes, die durch die gestörte Leberfunktion zustandekommen, da die Leber über den Bikarbonatverbrauch bei der Harnstoffsynthese einen erheblichen Beitrag zur Säure-Basen-Regulation leisten kann. Hier können wiederum Diuretika durch die Hemmung der mitochondrialen Carboanhydrase eine Reduktion der Harnstoffsynthese und damit eine Alkalose bewirken. Kaliumsparende Diuretika können neben einer Hyperkaliämie eine metabolische Azidose verursachen. In jedem Fall sollte der Säure-Basen-Status eines Patienten vor Beginn einer Diuretikatherapie bekannt sein, da neben den bekannten Nebenwirkungen der Diuretika

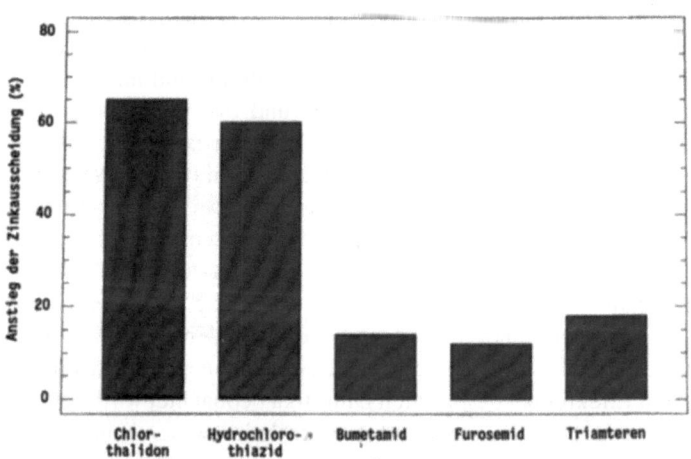

**Abb. 23.** Zunahme der Zinkausscheidung im Urin unter Diuretikatherapie (Nach Wester 1980)

auch die Wirkung einiger Substanzen (z.B. Furosemid) pH-abhängig ist.

Der renale Plasmafluß, die glomeruläre Filtrationsrate, die Natrium- und Wasserausscheidung und die Wirkung verschiedener Diuretika sind teilweise von der Synthese renaler *Prostaglandine* abhängig. Alle Inhibitoren der Prostaglandinsynthese, wie beispielsweise nichtsteroidale Antiphlogistika, bewirken eine Störung der Nierenfunktion und eine ausgeprägte Verminderung der Natriurese durch Furosemid und Spironolacton. Insbesondere die Kombination von Triamteren mit Indometacin ist mit der Gefahr eines Nierenversagens verbunden.

Von Bedeutung ist schließlich der Befund, daß die Reabsorption von Aszites vorwiegend durch *lymphatische Gefäße* und den Abtransport über mediastinale Lymphwege erfolgt. Da diese Lymphwege vorwiegend im subdiaphragmalen Raum lokalisiert sein sollen, erleichtert eine Flachlagerung des Patienten oder zumindest Bettruhe die Aszitesmobilisation. Diese Lagerung führt auch zu einer günstigeren Verteilung der intravaskulären Volumina und dadurch zu einer verbesserten Nierenfunktion.

Voraussetzung jedes *eingreifenderen Therapieverfahrens*, wie der Parazentese oder der Anlage eines peritoneovenösen Shunts, sind die Kenntnis der Asziteszusammensetzung und -eigenschaften und die Erfassung der lokalen Gegebenheiten. Es muß vor Anlage eines peritoneovenösen Shunts sicher ausgeschlossen sein, daß der Aszites infiziert ist, d.h. daß eine spontane bakterielle Peritonitis vorliegt. Weiterhin ist bei jeder Punktion und auch bei der Parazentese darauf zu achten, daß bei Voroperationen oder zurückliegenden Manipulationen oder bei Patienten mit malignen Erkrankungen infolge von Verwachsungen und Peritonealkarzinose intraabdominelle Hohlorgane verletzt werden. Hierfür ist in der Regel eine sonographische Untersuchung Voraussetzung. Schließlich müssen vor der Durchführung operativer Maßnahmen das Vorhandensein von eventuellen Kontraindikationen ausgeschlossen und eine ausreichende kardiale und renale Funktion sichergestellt sein.

## 6.2 Aszites bei Leberzirrhose

### 6.2.1 Basistherapie

Die Aszitesausschwemmung wird durch strenge körperliche Schonung, d. h. weitgehende *Bettruhe* begünstigt. Hier spielt neben der Erleichterung der Aszitesresorption aus dem Peritonealraum die Flüssigkeitsumverteilung im Körper mit einer angenommenen Verbesserung der Nierendurchblutung eine Rolle. Angesichts der dominierenden Störungen der Natriumausscheidung bei der Pathogenese des Aszites bei Leberzirrhose ist verständlicherweise die Reduktion der *Natriumzufuhr* die zweite wesentliche Maßnahme der Basistherapie. Jedes Gramm Natrium, das im Überschuß zugeführt wird, verursacht eine Wasserretention von 200–300 ml. Angesichts der häufig sehr niedrigen Natriumausscheidung wäre eine Reduktion der Natriumzufuhr auf 10–20 mval/Tag ( ≈ 1 g) wünschenswert. Dies ist aber selbst in Klinikdiätküchen nicht zu erreichen, so daß eine Reduktion auf 3 g Natrium pro Tag angestrebt werden sollte. Die positive Wirkung einer solchen Reduktion der Natriumzufuhr war bereits im Mittelalter bekannt. Sie wurde zwischenzeitlich durch kontrollierte Studien untermauert (Tabelle 17). Dabei fand sich auch unter begleitender Diuretikatherapie eine wesentlich bessere Mobilisation des Aszites mit geringeren Störungen der Nierenfunktion durch Diuretika; in einer Subgruppe von Patienten, die zuvor noch keine gastrointestinale Blutung gehabt hatten, besserte sich sogar die Überlebensprognose.

**Tabelle 17.** Einfluß der natriumarmen Kost auf den Erfolg einer diuretischen Therapie. (Nach Gauthier et al. 1986)

|  | NaCl-Restriktion | Normalkost |
|---|---|---|
| Aszites |  |  |
| – verschwunden [%] | 42 | 23 |
| – reduziert [%] | 57 | 61 |
| Gewicht [kg] | –8 ± 4 | –5 ± 4 |
| Maximale Diuretikadosis erforderlich [%] | 12 | 26 |
| Harnstoff i. S. nach Therapie [mmol/l] | 4,7 ± 2,2 | 5,3 ± 5,7 |

Bei Patienten mit Aszites bei Leberzirrhose sollte immer eine *Diätberatung* durchgeführt werden. Tabelle 18 gibt diätetische Empfehlungen für eine kochsalzarme Kost. Es ist darauf zu achten, daß die häufig bei Patienten mit Leberzirrhose verwendeten Antazida teilweise sehr große Mengen Natrium enthalten (Tabelle 19), wobei sich jedoch die verschiedenen Präparate stark unterscheiden. Auch Antibiotika und verschiedene Human-

**Tabelle 18.** Diätetische Empfehlungen bei kochsalzarmer Kost

- Kochen ohne jeden Salzzusatz
- Kein Salzen bei Tisch
- Kein natriumhaltiges Mineralwasser
- Kein Backpulver
- Keine Konservenkost
- Nicht mehr als 0,25 l Milch/Tag
- Keine Schokolade

- Keine natriumhaltigen Arzneimittel (Antazida, Penizillin, Humanalbumin)!

**Tabelle 19.** Erforderliche Dosis flüssiger Antazida, die zur Neutralisation von 564 mmol Salzsäure in wäßriger Lösung (pH 3,5) erforderlich ist, und Natriumgehalt in der entsprechenden Antazidum-Tagesdosis. (Modifiziert nach Herzog et al. 1987)

|  | Erforderliche Dosis Antacidum (g/Tag) | mmol Na$^+$ pro Tagesdosis Antazidum |
|---|---|---|
| Aludrox | 361,0 | 10,5 |
| Andursil Liquid | 146,6 | 5,1 |
| Gastropulgit 50 | 146,6 | 16,3 |
| Gelusil-Liquid | 440,0 | 56,3 |
| Kompensan-S | 778,3 | 70,0 |
| Locid | 124,0 | 1,0 |
| Maalox 70 | 90,2 | 0,4 |
| Maaloxan | 203,0 | 0,7 |
| Phosphalugel | 4342,8 | 468,4 |
| Rabro-Gel | 214,3 | 6,9 |
| Riopan | 259,4 | 2,6 |
| Solugastril | 157,9 | 5,2 |
| Talcid | 203,0 | 4,1 |
| Gelofalk | 162,0 | 3,2 |

albuminpräparationen enthalten reichlich Natrium und sollten daher in dieser Situation vermieden werden. Patienten mit Aszites bei Leberzirrhose sollten kochsalzarme Antazida und konzentrierte Albuminlösungen erhalten, wenn dies erforderlich ist.

Eine drastische *Flüssigkeitsrestriktion* wird bei konsequenter Einhaltung einer Kochsalzrestriktion nur selten erforderlich. In jedem Fall sollte die Flüssigkeitszufuhr 1,5–2 l pro Tag nicht überschreiten. Nur bei Auftreten einer Hyponatriämie unter 130 mval/l, die fast immer einer Verdünnungshyponatriämie entspricht, muß die Flüssigkeitszufuhr auf 600–800 ml pro Tag begrenzt werden. Liegt die Natriumkonzentration im Normbereich, ist die freie Flüssigkeitsaufnahme sogar der Einhaltung der kochsalzarmen Kost durch den Patienten förderlich.

Eine *Albuminsubstitution* ist nur bei einer Hypalbuminämie (unter 3 g/dl) sinnvoll. Ältere Studien haben gezeigt, daß diese Maßnahme allein keine wirksame Therapieform des Aszites darstellt. Bei Vorliegen einer Hypokaliämie und gleichzeitiger Alkalose sollte ein Ausgleich durch Kaliumchlorid erfolgen. Eine Azidose sollte immer durch die Zufuhr von Bikarbonat ausgeglichen werden, da diese Maßnahme sowohl der Harnstoffsynthese in der Leber als auch der Diuretikawirkung in der Regel zugute kommt.

Durch diese Basismaßnahmen läßt sich bei 10–20% der Patienten der Aszites ausschwemmen. Da alle weiteren therapeutischen Maßnahmen mit dem Risiko von Komplikationen verbunden sind, sollte die Aszitesbehandlung immer mit dieser Basistherapie beginnen und nur bei fehlendem Ansprechen stufenweise durch weitere Maßnahmen erweitert werden. Die Basistherapie sollte in jedem Falle auch unter der Gabe von Diuretika beibehalten werden, da sich so die Dosis und dadurch auch die Komplikationshäufigkeit einer diuretischen Behandlung reduzieren lassen (Tabelle 17).

## 6.2.2 Medikamentöse Behandlung

**Pharmakologie der Diuretika bei Leberzirrhose und Aszites**

Grundsätzlich sind alle an verschiedenen Wirkorten angreifenden diuretischen Substanzen in die Betrachtung einer effektiven Therapie bei Aszites auf dem Boden einer Leberzirrhose einzubeziehen (Abb. 24). Unter der großen Zahl potentiell wirksamer Diuretika sollten bei der Auswahl für die Aszitestherapie der Angriffspunkt des Diuretikums in der Niere (die gesteigerte Natriumreabsorption erfolgt vorwiegend proximal), außerdem seine Pharmakokinetik und Pharmakodynamik bei Leberzirrhose und seine möglichen Nebenwirkungen berücksichtigt werden.

Die *Filtrationsdiuretika* (Aminophyllin und Dopamin) sind in der Behandlung des Aszites nicht von generellem Nutzen. Nur bei Auftreten einer Nierenfunktionsstörung ist an die Infusionstherapie mit Dopamin und Aminophyllin zu denken. Die Gabe von Angiotensin ist nur von Bedeutung, wenn beispielsweise durch ACE-Hemmer eine Nierenfunktionsstörung bei Patienten mit Leberzirrhose induziert worden ist.

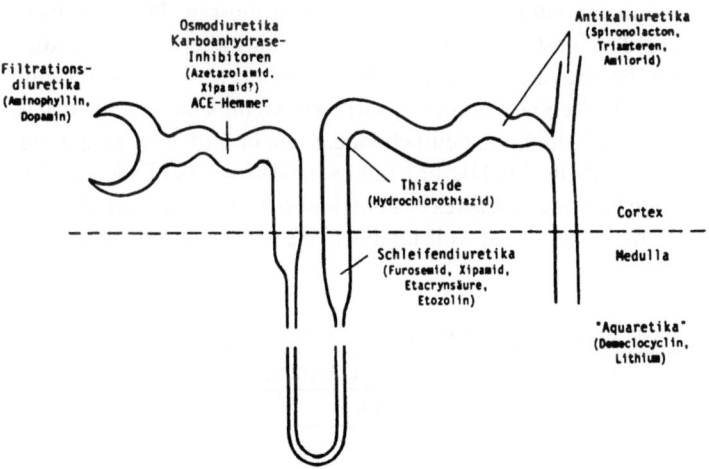

**Abb. 24.** Angriffspunkte verschiedener Diuretika am Nephron

Die am proximalen Tubulus angreifenden Substanzen sind bislang wenig untersucht worden. Der *Karboanhydrasehemmer* Acetazolamid, der in der Anfangszeit der Diuretikatherapie oft eingesetzt wurde, ist durch das häufige Auftreten einer Enzephalopathie in seiner Anwendung eingeschränkt. Die alleinige Gabe einer solchen Substanz ist wegen der ebenfalls nachgewiesenen Erhöhung der distalen tubulären Natriumreabsorption auch nicht zweckmäßig, zumal wenn man bedenkt, daß bei einer Hemmung der proximalen Reabsorption kompensatorisch eine gesteigerte distale Reabsorption auftritt. Die Gabe von *Osmodiuretika* eignet sich nicht für eine Dauertherapie. In Einzelfällen von refraktärem Aszites ist aber durch die Infusion von Mannitol ein Ingangsetzen der Natriurese beobachtet worden. Auch die Gabe von Harnstoff bei refraktärem Aszites wurde vereinzelt als sehr wirksam beschrieben.

Die aufgrund der oben erwähnten, vermutlich Angiotensin II-vermittelten gesteigerten proximalen Natriumreabsorption aus theoretischen Gründen sinnvollen Hemmer des Angiotensin-converting-Enzym *(ACE-Hemmer)* haben sich in der Praxis nicht bewährt. Im Gegensatz zum ACE-Hemmer der ersten Generation, Captopril, sind die Folgepräparate in ihrer Anwendbarkeit dadurch beeinträchtigt, daß sie in der Leber erst in die aktiven Wirkmetaboliten umgewandelt werden müssen. Diese Aktivierung der Substanzen ist bei Patienten mit Leberzirrhose gestört. Gleichzeitig findet sich auch ohne Vorliegen eines Aszites eine deutliche Veränderung der Pharmakodynamik dahingehend, daß die ACE-Hemmung deutlich länger anhält und auch ausgeprägter ist (Tabelle 20). Dieser Effekt verstärkt sich bei Patienten, bei denen bereits ein Aszites besteht, und es kommt zu einer über Tage anhaltenden fast vollständigen Hemmung des Angiotensin-

**Tabelle 20.** ACE-Hemmung nach Gabe von 0,5 mg Cilazapril

|  | ACE-Hemmung [%] | |
| --- | --- | --- |
|  | 36 h | 70 h |
| Zirrhose (n = 9) | 57 ± 9 | 40 ± 7 |
| Kontrolle (n = 10) | 40 ± 7 | 19 ± 6 |

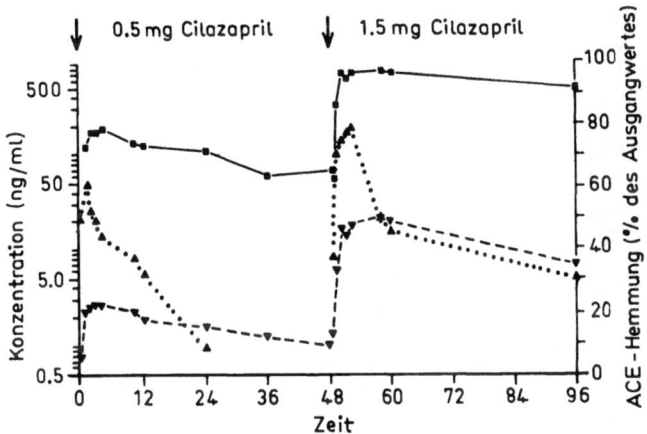

**Abb. 25.** Plasmakonzentration von Cilazapril (▲⋯▲) und seinem Hauptmetaboliten Cipazaprilat (▼⋯▼) sowie Zeitverlauf der Hemmung der Aktivität des Angiotensin-converting Enzyms (ACE) (■—■) nach Gabe von 0,5 mg bzw. 1,5 mg Cilazapril bei einem Patienten mit Leberzirrhose und Aszites

converting-Enzyms (Abb. 25). Dementsprechend wurden von verschiedenen Autoren zwar bei einigen Patienten gute Erfolge erzielt, bei der Mehrzahl der Patienten kam es aber zu schwerwiegenden Nebenwirkungen wie Hypotension und Verschlechterung der Nierenfunktion. Angesichts der oben dargestellten kompensatorischen Rolle der RAAS-Aktivierung bei Patienten mit peripherer Vasodilatation wird dies verständlich. Diese Substanzen sollten daher zur Therapie eines Aszites bei Leberzirrhose nicht eingesetzt werden.

Die an der Henle-Schleife angreifenden Substanzen *(Schleifendiuretika)* sind außerordentlich potente Diuretika. Sie führen normalerweise zur Ausscheidung von bis zu 25% des filtrierten Natriums. Die medullären und kortikalen Anteile der Henle-Schleife verdünnen über eine Reabsorption von Natrium und Chlorid ohne Wasser den Urin. Schleifendiuretika wie Furosemid, Etacrynsäure und Etozolin hemmen diese Reabsorption und vermindern dadurch die Verdünnungsfähigkeit des Urins. Sie können daher zu einer Hyponatriämie und über den Kaliumver-

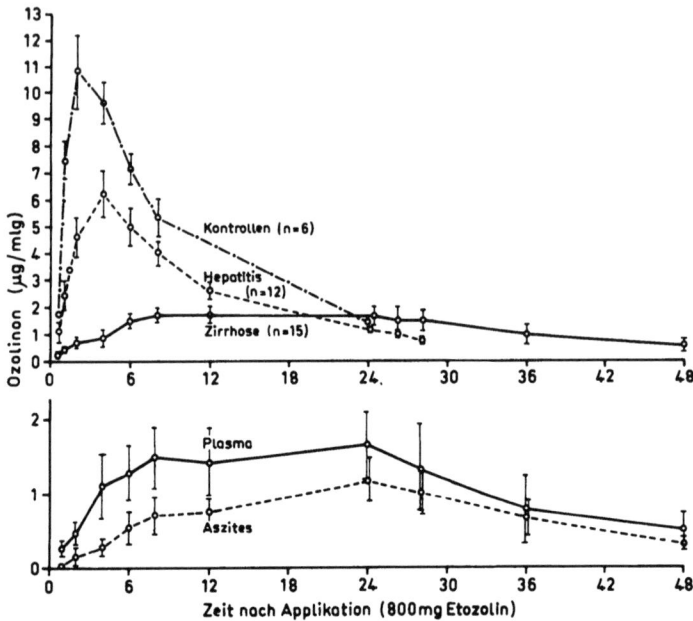

**Abb. 26.** Einfluß von Hepatitis und Leberzirrhose auf die Plasmakonzentration von Ozolinon, dem Hauptmetaboliten nach Gabe von Etozolin oral. Vergleich der Plasma- und Aszitesspiegel

lust zu einer Alkalose führen. Einige dieser Substanzen weisen bei Patienten mit Leberzirrhose und Aszites eine deutlich gestörte Pharmakokinetik auf (Abb. 26), wobei das Vorhandensein von Aszites diesen Effekt noch verstärkt. Bezüglich der Etacrynsäure liegen keine neueren Untersuchungen vor, doch scheint aufgrund früherer Befunde die Enzephalopathierate besonders hoch zu sein.

Die Angaben zur Pharmakokinetik von *Furosemid* bei Patienten mit Leberzirrhose und Aszites in der Literatur sind unterschiedlich. Übereinstimmend findet sich aber der Befund, daß geringere Mengen von Furosemid den Wirkort, die luminale Seite des Tubulus, erreichen. Ein wesentlicher Nachteil von Furosemid ist die Tatsache, daß es bei Patienten mit Leberzirrhose pharmakodynamischen Veränderungen unterliegt. Es findet sich ein Verlust der natriuretischen Wirkung bei gleichzeitig weiterbestehender kaliuretischer Wirkung, was eine verminderte Wirksamkeit bei erhöhter Gefahr der Hypokaliämie mit sich bringt (Abb. 27). Die Tatsache, daß Furosemid für seine Wirksamkeit eine intakte Synthese von Prostaglandin $E_2$ benötigt, die bei diesen Patienten häufig gestört ist, und daß es zudem offenbar die intrarenale Bildung von Thromboxan – einem Vasokonstriktor – stimuliert, sind weitere Erklärungsmöglichkeiten für die schlechte Wirksamkeit dieser Substanz. Nach Gabe von Furosemid findet sich zudem eine deutliche Steigerung der Plasmareninaktivität, die mit seiner sehr raschen Wirkung auf die Wasser- und Natriumausscheidung zu erklären ist. Direkt anschließend kommt es jedoch zu einem erheblichen Reboundeffekt, der bei anderen vergleichend untersuchten Substanzen nicht auftritt (Abb. 28).

Bei der Gabe von langsamer wirkenden Schleifendiuretika tritt dieser Effekt auf die Reninaktivität nicht ein, so daß diese theoretisch zur Therapie des hepatischen Aszites besser geeignet erscheinen. Entsprechende Beobachtungen wurden inzwischen für *Torasemid* auch bei Patienten mit Aszites gemacht. Initial sehr vielversprechende Befunde bezüglich des neuen Schleifendiuretikums Muzolimin lassen sich aber nicht in die Praxis umsetzen, da die Substanz wegen anderer Nebenwirkungen nicht mehr verfügbar ist. Zu Piretanid und Bumetanid liegen nur relativ wenige Daten vor, so daß hier keine eindeutige Entscheidung möglich ist.

*Xipamid*, das ebenfalls an der Henle-Schleife angreift, aber wohl auch noch andere Angriffsorte besitzt (siehe unten), weist eine wesentlich bessere kumulative Natriumausscheidung auf, und es findet sich keine relevante Störung der Pharmakokinetik (Abb. 29). Als potentieller Carboanhydrasehemmer bietet die Substanz zusätzlich die Möglichkeit einer Wirkung an proximalen Tubulusabschnitten. Es ist allerdings nicht gesichert, daß Xipamid die Carboanhydrase des proximalen Tubulus hemmt. Die Substanz weist eine relativ hohe Hypokaliämierate bei Patienten mit Leberzirrhose auf, so daß sie nur in Kombination mit kaliumsparenden Diuretika verwandt werden sollte. Es bleibt abzuwarten, wo die genauen Angriffspunkte von Xipamid liegen, be-

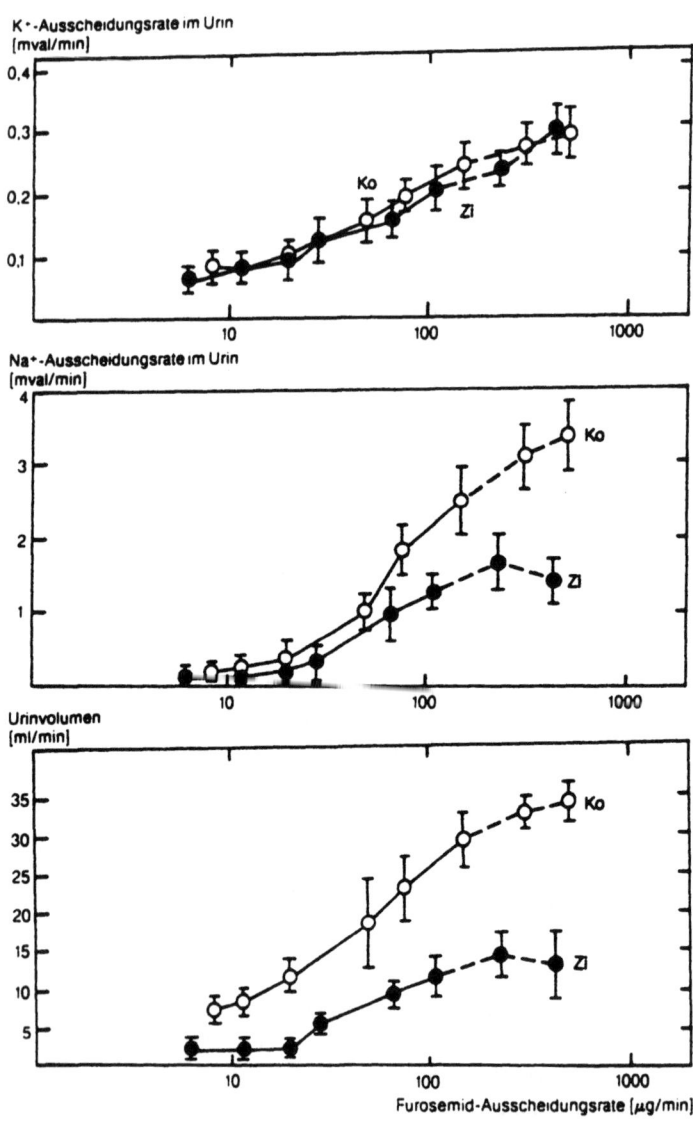

**Abb. 27.** Beziehung zwischen der Furosemid-Ausscheidungsrate und der Ausscheidung von Kalium, Natrium und Volumen. (Nach Keller et al. 1981)

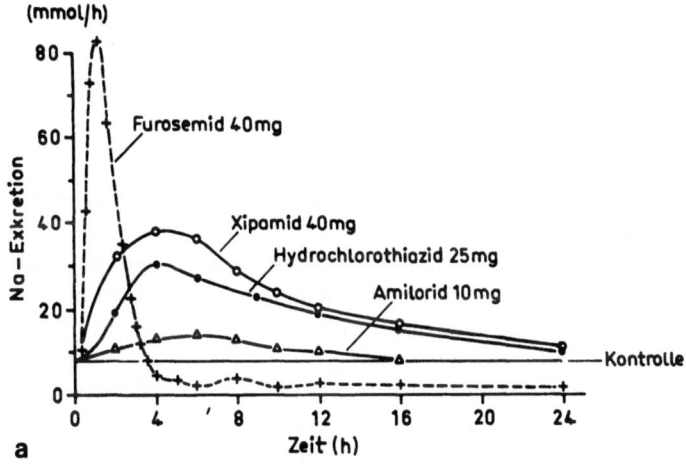
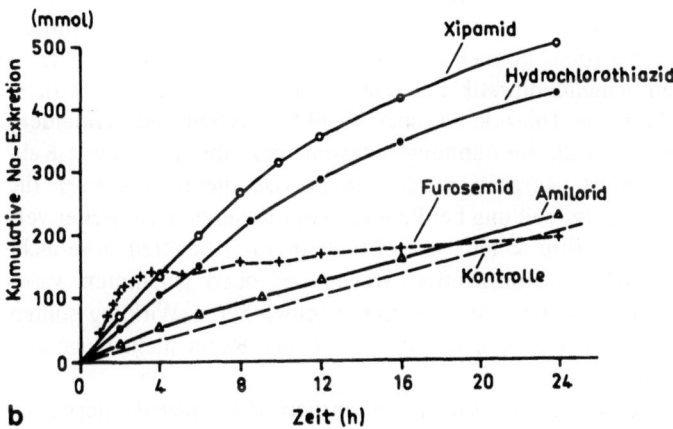

**Abb. 28. a** Natriumausscheidung nach Gabe verschiedener Diuretika (Kontrolle = kein Diuretikum). **b** Kumulative Natriumausscheidung nach Gabe verschiedener Diuretika

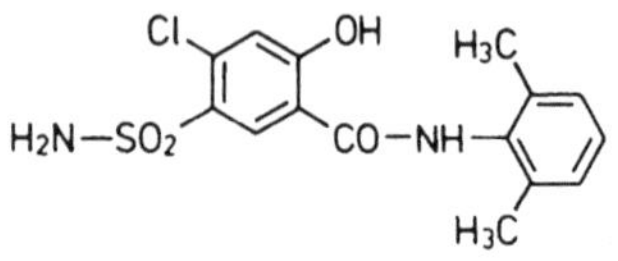

**Abb. 29.** Strukturformel von Xipamid

vor sein Platz in der Behandlung des Aszites bei Leberzirrhose endgültig definiert werden kann.

Zu dem neuen Schleifendiuretikum Torasemid liegen erste vielversprechende klinische Untersuchungen vor, die darauf hinweisen, daß diese Substanz anders als Furosemid keinen Reboundeffekt hat und daß seine Wirkung bei Patienten mit Aszites und Leberzirrhose nicht wesentlich verändert ist. Auch hier sind aber kontrollierte Untersuchungen abzuwarten.

Die weiter distal angreifenden *Thiazide* sind wesentlich schwächer diuretisch wirksam als die Schleifendiuretika. Sie greifen an den kortikalen Anteilen der Henle-Schleife und am proximalen Drittel des distalen Tubulus an. Maximal 8% des filtrierten Natriums können ausgeschieden werden. Im Gegensatz zu den Schleifendiuretika, die eine renale Vasodilatation bewirken, führen die Thiazide zu einer Vasokonstriktion. Sie vermindern weiterhin die Verdünnungsfähigkeit und führen zu einem Kaliumverlust. Kürzlich wurde gezeigt, daß diese Substanzen die Wasserausscheidung bei Patienten mit Leberzirrhose weiter vermindern. Ihre Kinetik ist bei Patienten mit Leberzirrhose nicht wesentlich beeinträchtigt. Wegen der oben genannten Vasokonstriktion und der erwähnten schwächeren Wirkung sollten sie in der Therapie des Aszites in der Regel nicht eingesetzt werden.

Von den distal wirksamen *kaliumsparenden Diuretika* liegen für Triamteren einige Untersuchungen zur Pharmakokinetik vor. Sie zeigen, daß die Hydroxylierung von Triamteren bei Patienten mit Leberzirrhose vermindert ist. Es kommt dadurch zu einem Anstieg der Triamterenkonzentration und zu einer Verlängerung der Eliminationshalbwertszeit. Der Phase-2-Metabolit ist pharmakologisch aktiv. Wegen der gestörten Pharmakokinetik ist die Therapie schwierig zu steuern. Deshalb sollte diese Substanz bei Patienten mit Leberzirrhose ebenfalls nicht eingesetzt werden, obwohl es ältere klinische Studien gibt, die eine dem Spironolacton vergleichbare Wirksamkeit zeigen.

Die Halbwertszeit von Amilorid ist bei Leberfunktionsstörungen verlängert, die Ausscheidung erfolgt vorwiegend im Urin. Zur Pharmakodynamik von Amilorid bei Patienten mit Leberzirrhose und Aszites liegen keine Daten vor.

*Spironolacton* kann ebenso wie Triamteren und Amilorid die Ausscheidung von bis zu 4% des filtrierten Natrium bewirken. Die Substanz wird zu dem aktiven Metaboliten $7\alpha$-Thiomethylspironolacton metabolisiert. Der Metabolismus ist bei Patienten mit Leberzirrhose nicht wesentlich verändert. Von Interesse sind Beobachtungen, die zeigen, daß die längere Gabe von Spironolacton bei Patienten mit Leberzirrhose den Lebervenenverschlußdruck absenken kann (Abb. 30). Dabei kommt es innerhalb von 4 Wochen zu einem Abfall des mittleren arteriellen Blutdrukkes und zu einem geringen Abfall des Plasmavolumens, während sich die Leberdurchblutung und der portale Blutfluß nicht signifikant ändern. Der periphere Widerstand nimmt zu, und der Druckgradient über der Leber vermindert sich (Tabelle 21). Die natriuretische Antwort auf die Spironolactongabe wird durch die Fähigkeit der Niere, Prostazyklin zu synthetisieren, gesteigert. Dieser Effekt scheint unabhängig von der glomerulären Filtra-

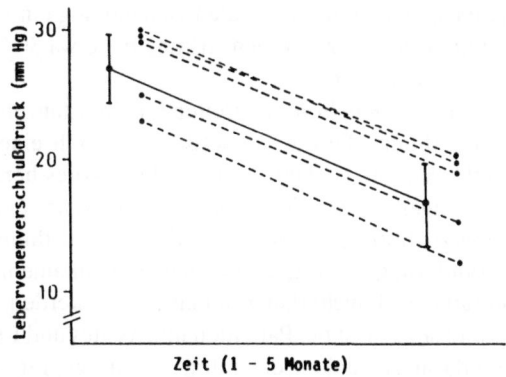

**Abb. 30.** Einfluß einer Therapie mit Spironolacton auf den Lebervenenverschlußdruck bei 5 Patienten über mehrere Monate. (Nach Klein 1985)

**Tabelle 21.** Einfluß von Spironolacton auf die Hämodynamik bei Leberzirrhose. (Nach Aramaki et al. 1988)

|  | Ausgangswert (n = 12) | 4 Wochen (n = 12) |
|---|---|---|
| Portaler Druckgradient [mmHg] | 17 ± 4 | 13 ± 4[a] |
| Leberdurchblutung [ml/min] | 884 ± 57 | 866 ± 90 |
| Portalfluß [ml/min] | 896 ± 181 | 848 ± 131 |
| MAP [mmHg] | 94 ± 3 | 87 ± 3[a] |
| Systemischer Widerstand [dyn·sec·cm$^{-5}$] | 1340 ± 126 | 1454 ± 107 |
| Plasmavolumen [ml] | 2540 ± 145 | 2459 ± 112[a] |

[a] $p < 0{,}05$

tionsrate zu sein. Weiterhin muß die Möglichkeit diskutiert werden, daß Spironolacton auch die Aldosteron-vermittelte Natriumreabsorption im Darm beeinflussen kann. Dieser Mechanismus könnte die außerordentlich guten klinischen Erfolge dieser Substanz bei Patienten mit Aszites und Leberzirrhose erklären, die angesichts der relativ geringen Menge von Natrium, die bei dieser Erkrankung im distalen Tubulus noch an der Reabsorption gehindert werden kann, überraschend sind. Nachteile von Spironolacton sind der verzögerte Wirkungsbeginn, der erst 3 Tage nach Beginn der peroralen Behandlung einsetzt, und die Gynäkomastie, die als Nebenwirkung bei etwa 30 % der behandelten Männer auftritt.

Die am *Sammelrohr* angreifenden Substanzen Demeclocyclin und Lithium, die die Wasserdiurese durch eine Hemmung der ADH-Wirkung steigern, sind in der Aszitestherapie bislang selten eingesetzt worden. Da Demeclocyclin bei Patienten mit Leberzirrhose nephrotoxisch wirkt und Lithium zu zerebralen Veränderungen führt, können beide Medikamente in der Aszitestherapie auch nicht dauerhaft eingesetzt werden.

Grundsätzlich ist bei Patienten mit Aszites und Leberzirrhose immer daran zu denken, daß infolge der ausgeprägten Reabsorption im proximalen Tubulus anstatt 40% nur noch 15% des filtrierten Natriums die aufsteigende Henle-Schlinge und nur noch 5% anstatt 9% den frühen distalen Tubulus erreichen können. Diese Tatsache erklärt unter anderem, warum ansonsten sehr potente Diuretika in dieser Situation weniger effektiv sind.

Die intravenöse Gabe von humanem *atrialem natriuretischem Peptid* (ANP) hat bei Patienten mit Leberzirrhose und Aszites unterschiedliche Resultate gezeigt. Anfängliche optimistische Berichte über eine ausgeprägte Natriurese und Ausschwemmung des Aszites, wobei sehr niedrige Dosen zwischen 0,015 und 0,06 µg/kg/min wirksam waren, konnten nicht bestätigt werden. Offensichtlich findet sich bei Patienten mit länger bestehendem Aszites eine gestörte Antwort der Niere auf das Hormon, bei einigen Patienten findet sich infolge der durch ANP bewirkten Hypotension und der daraus resultierenden verminderten glomerulären Filtrationsrate sogar eine verminderte Nierenfunktion. Je ausgeprägter die Verminderung des peripheren Widerstandes ist, desto weniger spricht die Niere auf das zugeführte Hormon an.

## Klinische Effekte der Diuretikatherapie bei Aszites

Es liegen relativ wenige *kontrollierte klinische Untersuchungen* zur Diuretikatherapie bei Aszites vor. Es wurde gezeigt, daß unter Beibehaltung einer Natriumrestriktion die Kombination von Spironolacton und Furosemid deutlich wirksamer ist als Placebo (Abb. 31). Die Kombination von Furosemid und Spironolacton war ähnlich wirksam wie die alleinige Gabe von Spironolacton und deutlich wirksamer als die alleinige Gabe von Furosemid, wenn die Diuretikadosis kontinuierlich der Natriurese angepaßt wurde. Die Gabe von Triamteren mit Hydrochlorothiazid war der Gabe von Spironolacton und Thiabutazid weitgehend äquivalent. In einer weiteren Studie erbrachte der Zusatz von Furosemid zum Spironolacton keine wesentlichen Vorteile gegenüber der Monotherapie mit Spironolacton. Eine randomisierte Vergleichsstudie zwischen Furosemid und Spironolacton ergab eine deutliche Überlegenheit von Spironolacton (Tabelle 22). Hierbei zeigte sich, daß bei den Patienten, die auf Furosemid nicht ansprachen, nach Crossover eine Ansprechrate von über 90% unter Spironolacton zu erzielen war. Bei diesen Patienten hatte die Fu-

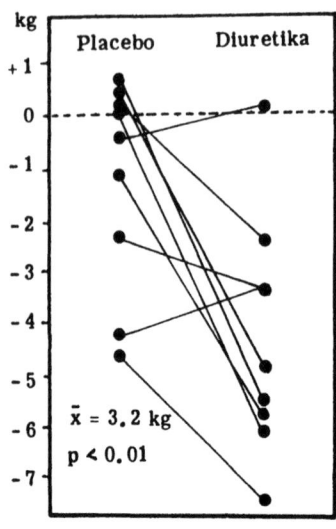

**Abb. 31.** Vergleich von Placebo mit einer Diuretikatherapie bei Patienten mit Leberzirrhose und Aszites. (Nach Fuller et al. 1977)

rosemidgabe keine Natriurese, wohl aber eine Kaliurese bewirkt, wie das anhand der oben beschriebenen Pharmakodynamik zu erwarten war.

Auch die Monotherapie mit *Piretanid* ergab eine Ansprechrate von etwa 50%, die durch die zusätzliche Gabe von Spironolacton wieder gesteigert werden konnte. Die kombinierte Gabe von Spironolacton und Furosemid war der von Spironolacton und Muzolimin deutlich unterlegen, wie auch Muzolimin allein verabreicht deutlich besser wirksam war als Furosemid.

Ein Vergleich von Spironolacton und Kaliumcanrenoat zur Rezidivprophylaxe ergab, daß eine Dosis von 100 mg beider Substan-

**Tabelle 22.** Vergleich von Spironolacton und Furosemid bei der Therapie des Aszites. (Nach Pérez-Ayuso et al. 1983)

|  | Spironolacton | Furosemid |
| --- | --- | --- |
| Dosis | 150–300 mg/Tag | 80–160 mg/Tag |
| Therapieerfolg | 18/19 (95%) | 11/21 (52%) |
| Crossover positiv | 9/10 (90%) | 0/1 (0%) |

zen täglich oder jeden 2. Tag bei etwa 50% der Patienten die Aszitesreakkumulation verhindern konnte. Durch kurzfristige Dosiserhöhung konnte aber auch bei den Patienten mit Reakkumulation erneut Aszites ausgeschwemmt werden. Es wurden dabei allerdings nur Patienten, die initial auf eine entsprechende Therapie angesprochen hatten, eingeschlossen.

Eine randomisierte prospektive Studie verglich den Effekt von Xipamid als Monotherapie mit dem der Kombination Spironolacton/Furosemid. Innerhalb der ersten 4 Tage fand sich bei 7 von 11 Patienten unter Xipamid und bei 3 von 11 Patienten unter der Kombinationstherapie eine mittlere tägliche Gewichtsabnahme von 400 g oder mehr. Nach einer längeren Therapiedauer war auch unter der Kombinationstherapie bei 7 von 11 Patienten ein Ansprechen zu beobachten (Abb. 32). Auffällig war hier eine ho-

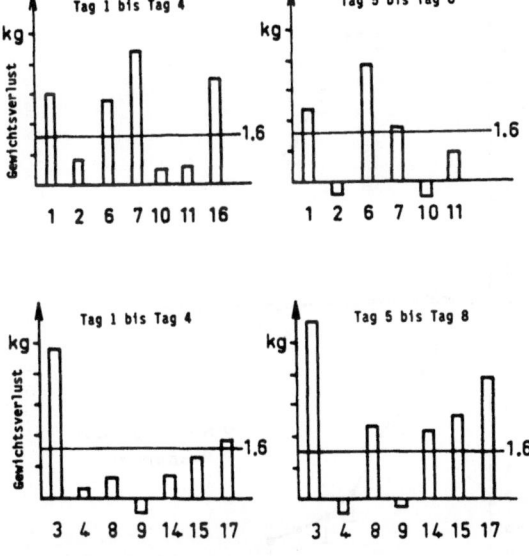

**Abb. 32.** Effekt von Xipamid *(oben)* und Spironolacton/Furosemid *(unten)* auf die Gewichtsabnahme bei Patienten mit Leberzirrhose und Aszites. In den ersten 4 Tagen deutliche Überlegenheit der Xipamid-Behandlung, in der zweiten Periode ähnliche Resultate in beiden Gruppen

he Hypokaliämierate in der Xipamidgruppe. Eine weitere Studie mit einer Kombination von Xipamid (10–40 mg pro Tag) und Spironolacton (100–400 mg pro Tag) ergab eine Aszitesausschwemmungsrate von 88% bei einer mittleren Gewichtsabnahme von 0,7 kg pro Tag, wobei eine niedrige Nebenwirkungsrate von 7,6% (Hypokaliämie) auffiel. Der zeitliche Verlauf der Gewichtsabnahme war unter der Monotherapie mit Xipamid initial rascher, während er in der zweiten Phase unter der Kombinationstherapie schneller ablief (Abb. 33).

Während einer Diuretikatherapie findet sich eine Reduktion der Aszitesbildung durch die Leber und durch die splanchni-

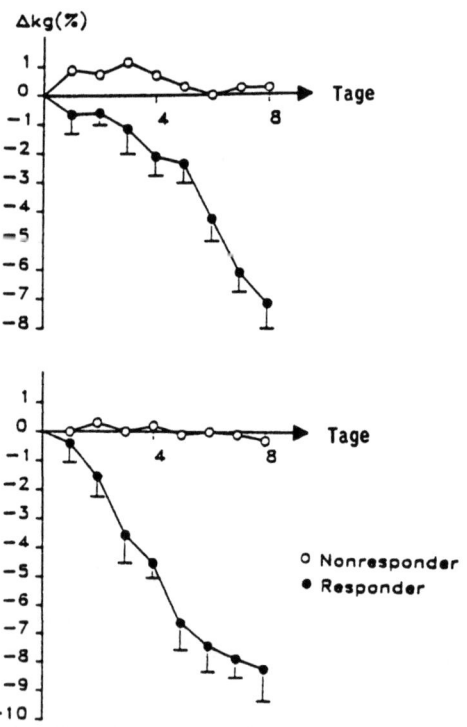

**Abb. 33.** Zeitlicher Verlauf der Gewichtsabnahme bei Behandlung mit Spironolacton/Furosemid *(oben)* und mit Xipamid *(unten)*

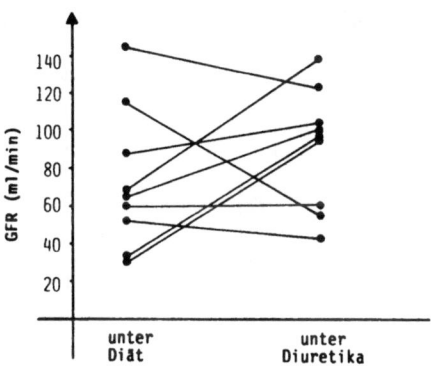

**Abb. 34.** Veränderung der glomerulären Filtrationsrate unter einer erfolgreichen Diuretikatherapie

schen Organe. Dies wird in erster Linie durch eine reduzierte Plasma Aszites-Filtrationsrate erklärt, die wiederum auf den unter Diuretikatherapie erhöhten Asziteskonzentrationen von Albumin beruht. Auch eine vermehrte lymphatische Rückführung von Albumin in die Zirkulation unter einer Diuretikatherapie wurde beobachtet. In der Mehrzahl der Untersuchungen finden sich keine Veränderungen der Kreatininclearance bei Patienten, die auf die Behandlung ansprechen (Abb. 34). Die Untersuchung der verschiedenen an der Aszitesbildung beteiligten Hormonsysteme ergab, daß bei Patienten, die auf die Therapie ansprachen, ein Abfall von Adrenalin, Noradrenalin und von antidiuretischem Hormon auftrat, während das atriale natriuretische Peptid und das Renin-Angiotensin-Aldosteron-System nicht wesentlich beeinflußt wurden (Abb. 35). Diese Befunde sind nicht vollständig mit der Hypothese der peripheren Vasodilatation zu vereinbaren, sondern weisen darauf hin, daß zumindest die Aktivierung des Sympathikus andere Ursachen haben muß. Der Effekt der erfolgreichen diuretischen Therapie wäre zum Beispiel durch eine Senkung des Pfortaderdrucks zu erklären, was die alte Annahme unterstützt, daß ein direkter Zusammenhang zwischen Pfortaderhochdruck und Aktivierung des Sympathikus besteht.

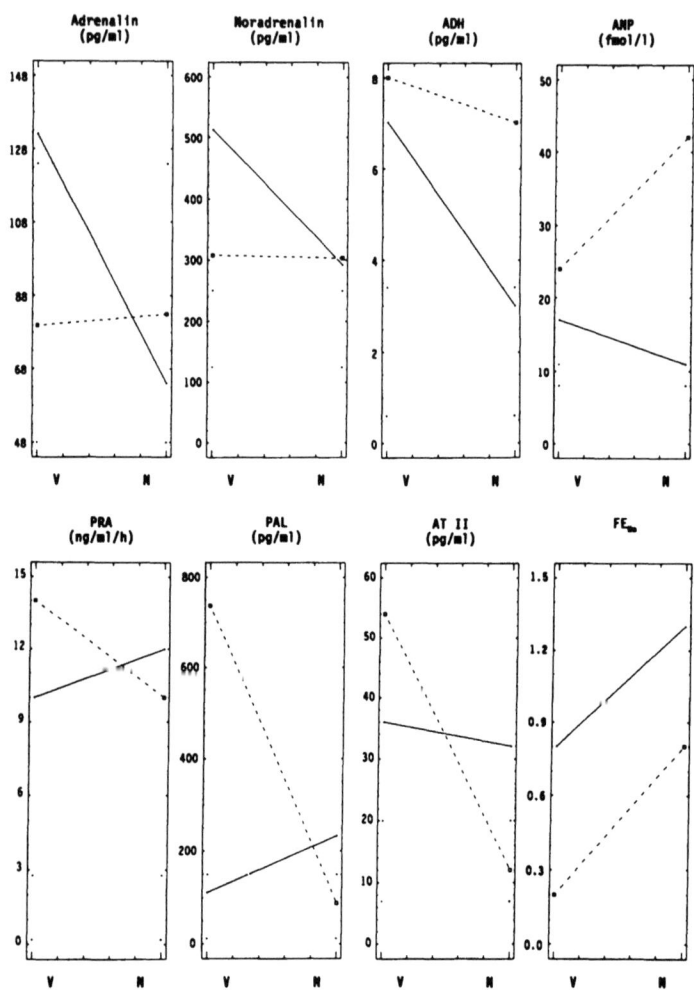

**Abb. 35.** Veränderung der verschiedenen hormonellen Signale unter einer erfolgreichen Diuretikatherapie ( —— ) bzw. nach peritoneovenösem Shunt (●---●)

## Praktisches Vorgehen

Aufgrund der oben beschriebenen Resultate ist bei fehlendem Ansprechen auf die Basistherapie eine Behandlung mit *Spironolacton* indiziert. Um einen rascheren Beginn der Diurese zu erreichen, ist eine Kombination von Spironolacton und *Xipamid* (initial 100 bzw. 10 mg) sinnvoll. Diese Dosis kann bei Ausbleiben einer hinreichenden Diurese bis auf 400 bzw. 40 mg gesteigert werden. Aus den oben dargelegten Gründen ist Xipamid in der Behandlung des zirrhotischen Aszites dem Furosemid vorzuziehen, es steht aber keine intravenöse Applikationsform zur Verfügung. Ist eine intravenöse Gabe aus anderweitigen Gründen erforderlich, ist die Kombination von Spironolacton und Furosemid bislang die Therapie der Wahl. Es bleibt abzuwarten, ob andere neu entwickelte Schleifendiuretika wie *Torasemid* hier das Furosemid ersetzen können. Acetazolamid, ACE-Hemmer, Thiazide, Etozolin, Triamteren, Demeclocyclin und Lithium haben aus den oben erwähnten Gründen keinen Platz in der Diuretikatherapie des Aszites. Die Behandlung muß anfangs durch die *Kontrolle* der Serumelektrolyte, der Nierenfunktion sowie des Säure-Basen-Haushaltes im Abstand von 3–4 Tagen, später im Abstand von 2–3 Wochen überwacht werden. Eine einmal erreichte Aszitesfreiheit kann durch niedrige Dosen von Spironolacton (50–100 mg pro Tag) erhalten werden (Tabelle 23). Voraussetzung der er-

**Tabelle 23.** Standardtherapie des Aszites bei Leberzirrhose

| | |
|---|---|
| Diät | 3 g Na$^+$ |
| Spironolakton | bis 400 mg/Tag |
| Xipamid | bis 40 mg/Tag |
| Furosemid | bis 80 mg/Tag, i.v. |
| Stufenweise vorgehen! | |
| Kontrolle | Elektrolyte, Nierenfunktion, zerebrale Funktion |
| Maximale Gewichtsabnahme | 750 g/Tag (bei peripheren Ödemen mehr) |
| Dauertherapie mit Spironolacton | 50–100 mg/Tag |

folgreichen Aszitesausschwemmung und wohl auch der Erhaltung dieses Zustandes ist eine natriumarme Kost.

**Komplikationen der Diuretikatherapie und Diuretikaresistenz**

Die Diuretikatherapie ist bei Patienten mit Leberzirrhose und Aszites mit einer Vielzahl von Komplikationen behaftet. Insbesondere eine Hyponatriämie, eine Hypokaliämie, ein teilweise irreversibles Nierenversagen und eine Enzephalopathie treten bei 29–50% der Patienten auf (Tabelle 24). Die Veränderungen der Pharmakodynamik mit der Entkoppelung der natriuretischen und der kaliuretischen Wirkung können beispielsweise Störungen des Elektrolythaushaltes und insbesondere die Hypokaliämie erklären. Aufgrund des oben erwähnten Konzeptes der peripheren Vasodilatation mit konsekutiver Verminderung des effektiven Plasmavolumens ist eine Verschlechterung der Nierenfunktion durch relativ wirksame Diuretika ebenfalls leicht zu erklären. Neben Nierenfunktionseinschränkungen und Elektrolytentgleisungen ist insbesondere die hepatische *Enzephalopathie* eine relativ häufige Komplikation. Hier sind in Abhängigkeit vom Typ des Diuretikums verschiedene Mechanismen wirksam (Abb. 36). So bewirkt eine *Hypokaliämie* über die Entstehung einer Alkalose und die dadurch bedingte Vermehrung der renalen Ammoniumabgabe eine Hyperammoniämie (Abb. 37). Auch eine Hemmung

**Tabelle 24.** Komplikationen der Diuretikatherapie. (Nach Sherlock et al. 1966)

|  | n | Enzephalopathie [%] | $K^+\downarrow$ [%] | $Na^-\downarrow$ [%] | Azotämie [%] | Alkalose [%] | „Massive Entgleisung" [%] |
|---|---|---|---|---|---|---|---|
| Chlorothiazid | 31 | 22 | 55 | 40 | 22 | 6 | 13 |
| Chlorothiazid + Spironolacton | 39 | 28 | 16 | 49 | 31 | 0 | 15 |
| Furosemid | 17 | 26 | 64 | 43 | 43 | 9 | 39 |
| Etacrynsäure | 16 | 53 | 50 | 56 | 56 | 59 | 59 |

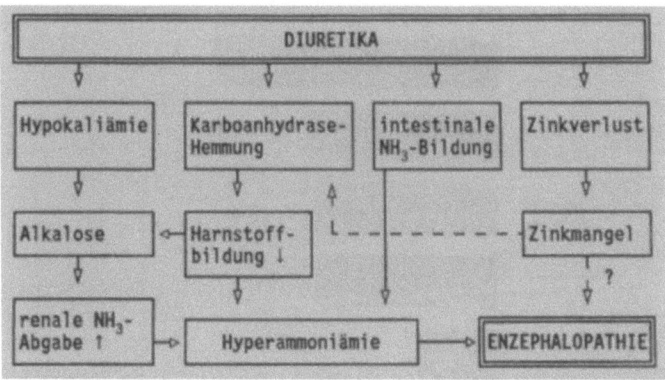

**Abb. 36.** Schematische Darstellung der Entstehung einer Enzephalopathie unter Diuretikatherapie

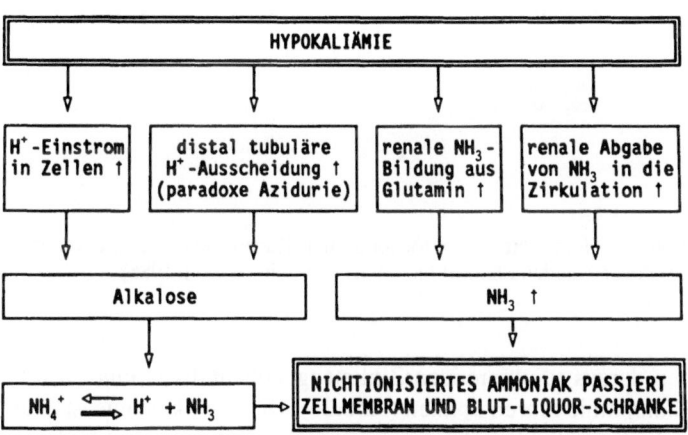

**Abb. 37.** Schematische Darstellung der Entstehung einer Enzephalopathie bei Hypokaliämie

der hepatischen Karboanhydrase mit resultierender Reduktion der Harnstoffbildung führt über das vermehrt anfallende Bikarbonat zu einer Alkalose (Abb. 38). Insbesondere Spironolacton vermag die intestinale Ammoniumbildung zu vermehren, während verschiedene Diuretika über einen renalen Zinkverlust und

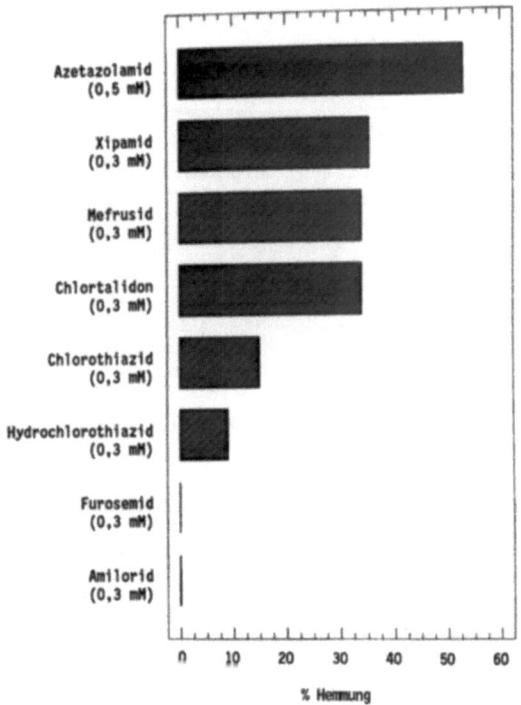

**Abb. 38.** Hemmung der mitochondrialen Karboanhydrase in der Leber durch verschiedene Diuretika. (Nach Häussinger et al. 1986)

den daraus resultierenden Zinkmangel ebenfalls zu einer Enzephalopathie führen können (Abb. 36). Die Hypokaliämie ist aber nicht ausschließlich durch einen renalen Kaliumverlust bedingt, da beispielsweise der Vergleich von Xipamid mit der Kombination von Spironolacton und Furosemid einen identischen Kaliumverlust im Urin (Abb. 39), aber nur in der Xipamidgruppe eine gehäuft auftretende Hypokaliämie ergab. Hier sind Kaliumverschiebungen an anderen Organsystemen als Ursache anzunehmen.

Eine so hohe Zahl von Komplikationen (Tabelle 24) wird nicht in allen Studien beobachtet. Die einzige Untersuchung, die deutlich

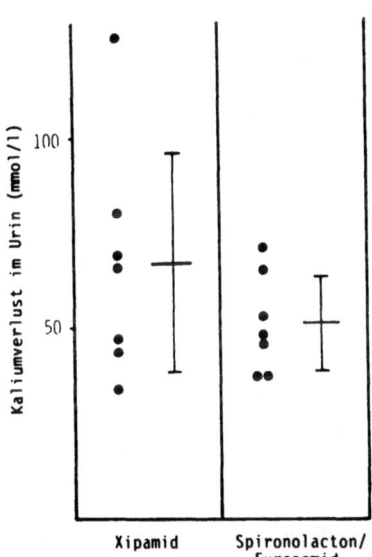

**Abb. 39.** Kaliumverlust im Urin unter einer Therapie mit Xipamid oder Spironolacton und Furosemid. Unter der Xipamid-Therapie trat bei über 40% der Patienten eine Hypokaliämie auf

geringere Zahlen angab, weist allerdings eine sehr kleine Patientenzahl, eine ungewöhnlich hohe Mortalitätsrate von 28% in der nicht mit Diuretika behandelten Kontrollgruppe und die ausschließliche Behandlung von Patienten mit neu aufgetretenem Aszites auf. Eine eigene retrospektive Untersuchung ergab bei über 50% von 121 im Jahre 1977 an unserer Klinik behandelten Patienten erhebliche Nebenwirkungen, wobei insbesondere bei denjenigen mit hochdosierter Diuretikagabe ohne gleichzeitige Kochsalzeinschränkung ein häufig irreversibles Nierenversagen auftrat (Tabelle 25).

Der Vergleich verschiedener Untersuchungen zeigt, daß die *Komplikationsrate* um so höher ist, je aggressiver die diuretische Therapie erfolgt, d. h. ein um so geringerer Prozentsatz an diuretikaresistenten Patienten in Kauf genommen wird (Tabelle 26). Von besonderer Bedeutung ist die Tatsache, daß bei Patienten ohne Vorliegen von peripheren Ödemen eine maximale tägliche Gewichtsabnahme von 500–700 g nicht überschritten werden darf. Andernfalls kommt es zur Einschränkung der Nierenfunk-

**Tabelle 25.** Retrospektive Untersuchung der Komplikationshäufigkeit nach Parazentese und konventioneller Therapie im Jahr 1977 (Universitätskliniken Freiburg)

| Patientengruppe | Varizenblutung [%] | Elektrolytentgleisung [%] | Nierenversagen [%] |
|---|---|---|---|
| I Salz- und Wasserrestriktion (n = 24) | 0 | 0 | 0 |
| II I + niedrig dosierte Diuretika[a] (n = 30) | 0 | 13,3 | 13,3 |
| III Hoch dosierte Diuretika[b] ohne Restriktion (n = 61) | 4,9 | 34,4 | 18,0 |
| IV Parazentese ( > 2 l) (n = 13) | 7,9 | 30,8 | 53,8 |

[a] Spironolacton ≤ 100 mg/die; Furosemid ≤ 40 mg/die
[b] Spironolacton > 100 mg/die; Furosemid > 40 mg/die

**Tabelle 26.** Beziehung zwischen Therapieerfolg und Komplikationsrate der Diuretikatherapie

| Patienten | Therapieversagen [%] | Komplikationen [%] | Autor |
|---|---|---|---|
| 90 | 29 | 21 | Fogel et al. 1981 |
| 328 | 26 | 32 | Descos et al. 1983 |
| 112 | 5 | 75 | Sherlock et al. 1966 |

tion und zu vermehrten Störungen des Elektrolythaushaltes (Tabelle 27).

Die hohen Komplikationsraten fordern neben einem vorsichtigen Einsatz der Diuretika eine Reduktion der Dosis oder ein Einstellen der Therapie bei Störungen des Elektrolyt- und Säure-Basen-Haushaltes oder bei zunehmender Retention harnpflichtiger Stoffe. Bei Hyponatriämie und mangelndem Ansprechen auf die Therapie ist es falsch, die Diuretikadosis zu erhöhen und Kochsalz zu substituieren. Unter dem Aspekt einer *Verdünnungshyponatriämie* muß korrekterweise die Flüssigkeitszufuhr reduziert werden. Eine Hypokaliämie bedarf der Substitution. Sie läßt sich in der Regel durch eine geeignete diuretische Kombinationsthe-

**Tabelle 27.** Veränderungen unter rascher Diurese bei Patienten mit Aszites. (Nach Pockros u. Reynolds 1986)

|  | Ödem | kein Ödem | p |
|---|---|---|---|
| Δ Harnstoff i. S. [mg/dl] | + 1,0 | + 19,0 | < 0,001 |
| Δ Kreatinin i. S. [mg/dl] | + 0,01 | + 0,60 | < 0,01 |
| Δ Natrium i. S. [mmol/l] | − 2,0 | − 6,0 | < 0,05 |
| Δ Kalium i. S. [mmol/l] | + 0,2 | + 1,2 | < 0,005 |
| Δ Plasmavolumen [%] | − 0,4 | − 24,0 | < 0,001 |

rapie mit einem distal angreifenden kaliumsparenden Diuretikum (Spironolacton) und einem weiter proximal angreifenden Diuretikum (Xipamid) vermeiden. Eine seltene Komplikation einer Diuretikatherapie ist die Einklemmung einer Nabelhernie.

Nach den genannten Studien läßt sich durch eine so ausgeführte sorgfältige Therapie bei bis zu 85% der Patienten eine Ausschwemmung des Aszites erreichen. Ein Aszites muß dann als *therapierefraktär* bezeichnet werden, wenn bei korrekter Durchführung der oben genannten Basistherapie und einer ausreichend dosierten nebenwirkungsfreien Gabe von Diuretika keine Gewichtsreduktion auftritt oder wenn diese nach einem initialen Erfolg wieder sistiert, während noch große Mengen Aszites vorhanden sind. Es ist von wesentlicher Bedeutung, die Ursachen einer nur *scheinbaren Therapieresistenz* zu erkennen. Diese bestehen insbesondere in einer zu hohen Natriumzufuhr, beispielsweise durch Gabe von Antazida zu einer natriumeingeschränkten Diät, die gleichzeitige Gabe von diuresehemmenden Medikamenten (Aminoglykoside, nichtsteroidale Antiphlogistika) und begleitende kardiale und renale Erkrankungen (Tabelle 28). Selten sind die hämodynamischen Effekte des massiven Aszites so ausgeprägt, daß eine effektive Diurese erst nach Durchführung einer Parazentese (siehe 6.2.3) eintritt.

Nach Ausschluß der scheinbaren Therapieresistenz verbleiben je nach Selektion der Patienten 10–20% aller Patienten mit zirrhotischem Aszites als echt therapierefraktär. Abbildung 40 gibt ein typisches Beispiel eines solchen Patienten, bei dem eine Diuretikatherapie regelmäßig zum Abfall des Körpergewichtes, aber gleichzeitig zu einem Anstieg des Serumharnstoffs führte. Mit

**Tabelle 28.** Ursachen einer Diuretikaresistenz bei portalem Aszites

- Zu hohe Natriumzufuhr
- Andere Krankheiten als Aszitesursache
- Spontane bakterielle Peritonitis
- Leberfunktionsverschlechterung
  - akute Dystrophie
  - Toxine
- Gastrointestinale Blutung
- Nierenfunktionsstörungen
  - Obstruktion
  - Toxine (Medikamente!)
- Gestörte kardiale oder renale Funktion durch extremen Aszites

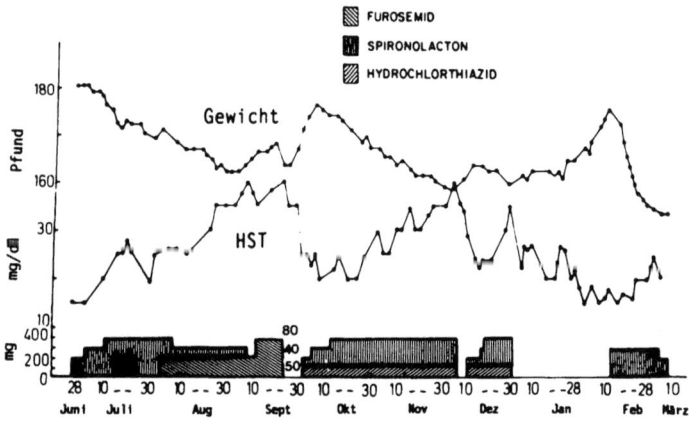

**Abb. 40.** Beispiel eines therapierefraktären Aszites (*HST* Harnstoff i.S.). (Nach Conn 1977)

Absetzen oder Reduktion der Diuretikatherapie stieg jeweils das Gewicht wieder an, und der Serumharnstoff normalisierte sich, um nach Einsetzen der Therapie den gleichen Ablauf zu wiederholen. Bei solchen Patienten muß man eine extrem ausgeprägten Natriumreabsorption im proximalen Tubulus als Ursache des Versagens der Diuretika mit Angriffspunkt an der Henle-Schleife oder am distalen Tubulus annehmen. Mittels geeigneter *Prognoseparameter* (siehe 6.2.5) lassen sich diese Patienten frühzeitig

identifizieren und dann den weiter unten aufgeführten nichtmedikamentösen Therapieformen zuführen.
Auch das Vorhandensein einer spontanen bakteriellen Peritonitis (siehe 3.1) kann eine Therapieresistenz bewirken. Bei Patienten mit refraktärem Aszites ist gelegentlich eine orale Gabe von 30–90 g Harnstoff pro Tag erfolgreich. Dies ist aber eine ungewöhnliche und nur in Einzelfällen anzuwendende Maßnahmen. Vorübergehend ist oft eine Ganzkörperimmersion therapeutisch wirksam, wobei dies Verfahren aber meist auf lange Sicht nicht praktikabel ist.

### 6.2.3 Parazentese

Die Aszitespunktion (Parazentese) ist wohl die älteste therapeutische Maßnahme zur Behandlung der „Bauchwassersucht". Sie wurde bereits von Celsus (ca. 20 v. Chr.) beschrieben und insbesondere von Paul von Aegina (625–690 n. Chr.) sehr exakt dargestellt. Einige wenige Mitteilungen in den frühen 50er Jahren hatten das Auftreten einer Hypovolämie mit konsekutivem Nierenversagen und rascher Reakkumulation des Aszites nach Parazentesen beschrieben. Eine eigene retrospektive Untersuchung 1977 ergab das Auftreten von Elektrolytstörungen und Nierenversagen bei etwa der Hälfte der mit Parazentese behandelten Patienten (Tabelle 25). Als Ursache dieser Komplikationen war der Verlust von erheblichen Mengen an Proteinen sowie die induzierte Hypovolämie angesehen worden. Paul von Aegina hatte dieses Problem so dargestellt: „Vermeide in jedem Falle eine rasche Entleerung, da einige Ignoranten, die den Lebensgeist mit der Flüssigkeit entleert haben, den Patienten dadurch umgebracht haben."
Seit etwa 5 Jahren wurden jedoch verschiedene Untersuchungen vorgelegt, die den Effekt einer Parazentese von etwa 5 l Aszites auf die Hämodynamik und die Hormonhomöostase sowie die Nierenfunktion bei Patienten mit Aszites bei Leberzirrhose untersucht haben. Es ergab sich, daß unmittelbar nach der Parazentese der intraabdominelle Druck dramatisch abfiel, Urinvolumen und Urinnatriumausscheidung anstiegen, während sich bei den

übrigen untersuchten Parametern keine Veränderung ergab. Bereits nach einem Tag erfolgt aber ein deutlicher Anstieg von Plasmareninaktivität, Plasmaaldosteron und ein Abfall von Plasma-ADH. Während der Anstieg des Plasmarenins in den folgenden Tagen weiter zunahm, erfolgte ein Abfall des ADH. Die Plasmaaldosteronkonzentration blieb weitgehend konstant (Tabelle 29). In der Regel fand sich auch ein Abfall des zentralen Venendrucks und des mittleren arteriellen Blutdruckes, insbesondere im Stehen. Im Verlauf einiger Tage entwickelte sich dann meist auch eine Einschränkung der Nierenfunktion. Gleichzeitig kam es praktisch immer innerhalb weniger Tage zu einer Reakkumulation von Aszites (50–100% des initialen Volumens). Das Vorhandensein von peripheren Ödemen schützte in einigen, aber nicht in allen Untersuchungen vor diesen Effekten. Auffällig war dabei, daß die Veränderungen vorwiegend bei solchen Patienten mit initial normaler Konstellation auftraten, und daß die Korrelation zwischen Plasmaaldosteron und Plasmareninaktivität im Laufe der Tage verloren ging. Auffallend viel Aldosteron fand sich im reakkumulierenden Aszites.

Andere Studien zeigten eine relative Übereinstimmung dahingehend, daß die Kurzzeiteffekte gering ausgeprägt waren und sich

**Tabelle 29.** Effekte der Parazentese ohne Albuminersatz (n = 19). (Nach Gentile et al. 1989)

|  | Vor Parazentese | 24 h | 48 h | 7 Tage |
|---|---|---|---|---|
| Gewicht [kg] | 74,9 ± 4,1 | 70,1 ± 4,2 | 70,5 ± 4,2 | 71,9 ± 4,1 |
| Systemischer RR [mm Hg] | 122,0 ± 3,0 | 112,0 ± 5,0 | 114,0 ± 3,0 | 115,0 ± 3,0 |
| Harnstoff i.S. [mmol/l] | 6,0 ± 0,5 | 6,8 ± 0,9 | 6,2 ± 0,4 | 7,2 ± 0,5 |
| Kreatinin i.S. [$\mu$mol/l] | 86,0 ± 6,0 | 92,0 ± 7,0 | 96,0 ± 7,0 | 97,0 ± 7,0 |
| $U_{Na}$ [mmol/d] | 22,0 ± 3,0 | 20,0 ± 2,0 | 18,0 ± 2,0 | 11,0 ± 2,0 |
| PAL [pg/ml] | 490,0 ± 98,0 | 772,0 ± 130,0 | 885,0 ± 147,0 | 814,0 ± 135,0 |
| PRA [ng/ml/min] | 6,2 ± 1,4 | 7,4 ± 1,2 | 8,5 ± 1,4 | 8,8 ± 1,3 |
| ADH i.P. [pg/ml] | 4,6 ± 0,7 | 3,9 ± 0,4 | 3,5 ± 0,3 | 3,4 ± 0,3 |

Veränderungen der Nierenfunktion erst nach einigen Tagen zeigten. Insbesondere bei Vorliegen von peripheren Ödemen war die *Reakkumulation des Aszites* aber beschleunigt, was an dem verminderten intraperitonealen Druck und der dadurch erfolgten Verschiebung der Starling-Kräfte liegen dürfte. Umgekehrt wurde aber auch beobachtet, daß die Parazentese kurzfristig durch die Verminderung des intraabdominellen Druckes zu einer Verbesserung der Nierendurchblutung und der Kreatininclearance führte (Tabelle 30).

Eindrucksvoll sind auch Untersuchungen zum Einfluß eines Pneumoperitoneums oder einer Parazentese auf die Plasmakonzentration von ADH in Korrelation zu intrathorakalen Drucken. Die Anlage eines Pneumoperitoneums führte zu einem Anstieg des intraabdominellen und des intrathorakalen Druckes sowie des rechtsatrialen Füllungsdruckes. Parallel dazu erfolgte ein dramatischer Anstieg der Plasma-ADH-Konzentration. Umgekehrt ergab die Parazentese einen Abfall dieser Drucke bei einem Anstieg des transmuralen Vorhofthoraxdruckgradienten und einem deutlichen Abfall von Plasma-ADH (Tabelle 31), während sich

**Tabelle 30.** Kurzzeiteffekt der Parazentese (n = 51). (Nach Savino et al. 1988)

|  | Vorher | Nachher |
|---|---|---|
| Intraabdomineller Druck [cm $H_2O$] | 33 ± 9 | 19 ± 4 |
| $Cl_{Cr}$ [ml/min] | 46 ± 18 | 64 ± 21 |
| $U_{Crea}$ [mg/dl] | 85 ± 54 | 98 ± 56 |
| $U_{Vol}$ [ml/h] | 47 ± 26 | 55 ± 24 |

**Tabelle 31.** Einfluß der Parazentese auf Füllungsdruck und ADH-Konzentration im Plasma. (Nach Solis Heruzo et al. 1989)

|  | Vorher | Nachher |
|---|---|---|
| Intraabdomineller Druck [mm $H_2O$] | 163 ± 26 | 99 ± 26 |
| Mittlerer intrathorakaler Druck [mm $H_2O$] | 174 ± 34 | 67 ± 27 |
| Rechtsatrialer Füllungsdruck [mm $H_2O$] | 51 ± 17 | 31 ± 13 |
| Transmuraler Vorhof-Thorax-Druckgradient [mm $H_2O$] | −123 ± 21 | −36 ± 22 |
| ADH i. P. [pg/ml] | 9,6 ± 4,5 | 6,5 ± 3,2 |

keine wesentlichen Veränderung von Norepinephrin, Aldosteron und Reninaktivität im Plasma fand. Diese Befunde lassen daran denken, daß die gesteigerte ADH-Aktivität im Plasma durch intrathorakale Druckverschiebungen ausgelöst sein und damit zur gestörten Wasserausscheidung bei Patienten mit Zirrhose beitragen könnte.

Es wurde daraufhin untersucht, ob die Parazentese unter gleichzeitigem Ersatz des verlorengegangenen Eiweißes weniger oft ungünstige Effekte hervorruft. Hierbei ergab sich, daß unabhängig von der Eiweißzufuhr eine hohe Effektivität bezüglich der Asziteselimination bestand. Auch die Hospitalisationszeit war nicht unterschiedlich. Hingegen führte die Parazentese ohne Albuminersatz häufiger zu einem signifikanten Anstieg des Serumharnstoffs, der Plasmareninaktivität und der Plasmaaldosteronkonzentration. Gleichzeitig fand sich häufiger eine deutliche Verminderung der Serumnatriumkonzentration. Diese Veränderungen wurden in der Gruppe mit *Albuminsubstitution* sehr viel seltener beobachtet (Tabelle 32).

Eine tägliche Parazentese von 4–6 l mit Ersatz von Albumin (6–10 g/Tag) verglichen mit einer Diuretikatherapie (Spironolacton 200–400 mg/Tag; Furosemid 40–250 mg/Tag), ergab einen deutlich besseren Effekt in der Parazentesegruppe. Die Hospitalisa

**Tabelle 32.** Einfluß der Albuminsubstitution bei Parazentese. (Nach Gines et al. 1988)

|  | Parazentese (n = 52) | Parazentese mit Albumingabe (n = 52) | P |
|---|---|---|---|
| Effektiv [%] | 91 | 96 | n.s. |
| Hospitalisation (Tage) | 12,0 ± 0,9 | 10,9 ± 0,7 | n.s. |
| △ Harnstoff i.S. [mg/dl] | + 4,4 | + 1,3 | < 0,001 |
| △ PRA [ng/ml/h] | + 5,4 | + 0,3 | < 0,001 |
| △ PAL [pg/ml] | + 51,0 | + 15,0 | < 0,001 |
| Nierenversagen/Elektrolytentgleisung [%] | 21 | 2 | < 0,001 |
| Enzephalopathie [%] | 6 | 12 | n.s. |

**Tabelle 33.** Vergleich von Parazentese mit Albuminersatz und Diuretikatherapie. (Nach Gines et al. 1987)

|  | Parazentese (4–6 l/Tag) + Albumin (40 g/Tag) (n = 58) | Spironolacton (200–400 mg/Tag) + Furosemid (40–240 mg/Tag) (n = 59) | p |
|---|---|---|---|
| Erfolg [%] | 96 | 73 | < 0,05 |
| Hospitalisation (Tage) | 12 ± 2 | 31 ± 3 | < 0,001 |
| Komplikationen [%] | 17,2 | 61,0 | < 0,001 |
| △ Kreatinin i. S. [mg/dl] | + 0,01 | 0,25 | n. s. |
| △ Harnstoff i. S. [mg/dl] | + 4,3 | + 6,7 | n. s. |

tionszeit war verkürzt, und die Komplikationsrate war tendenziell deutlich niedriger als in der diuretikabehandelten Gruppe (Tabelle 33). Dies war vorwiegend durch die höhere Inzidenz einer hepatischen Enzephalopathie, einer Nierenfunktionsstörung und von Elektrolytstörungen in der Diuretikagruppe bedingt. Die Wahrscheinlichkeit einer stationären Wiederaufnahme während der Nachbeobachtungszeit, die Ursachen der Wiederaufnahme und die Überlebenswahrscheinlichkeit sowie die Todesursachen der beiden Gruppen unterschieden sich nicht. Diese Studie wurde später noch durch höhere Patientenzahlen ergänzt, ohne daß sich die Ergebnisse wesentlich änderten. Da die Albumingabe bezüglich der Kosten erheblich ins Gewicht fällt, wurde im folgenden versucht, das Albumin durch *Plasmaexpander* zu ersetzen. Ein Vergleich zwischen dem Ersatz von 5 g Albumin pro Liter Aszites und von 125 ml Haemaccel 5% pro Liter Aszites ergab keine signifikanten Unterschiede bezüglich der hämodynamischen Effekte, der Hormonhomöostase und der Nierenfunktion. Eine ähnliche Untersuchung verglich die Gabe von 6–8 g Albumin pro Liter Aszites mit der von 6–8 g Dextran 70 pro Liter Aszites, wobei sich ebenfalls keine signifikanten Unterschiede ergaben. Neuere Daten lassen aber darauf schließen, daß die Albumingabe doch dem Ersatz durch Plasmaexpander überlegen zu sein scheint.

Um die wiederholten Parazentesen zu vermeiden, wurde versucht, den Aszites in einer Sitzung vollständig abzulassen. Dabei wurden zwischen 6 und 23 l Aszites abgelassen, und es erfolgte eine Substitution durch Albumin (6–8 g/l Aszites). Die Prozedur dauerte 30–110 min, wobei 112–290 ml Aszites pro Minute abgelassen wurden. Dabei konnte der größere Anteil des in der Peritonealhöhle befindlichen Aszites entfernt werden. Vor der Parazentese vorhandene periphere Ödeme verschwanden in den meisten Fällen im Anschluß an die Parazentese. Die gemessenen Parameter der Elektrolythomöostase, die Nierenfunktion und die untersuchten Hormone veränderten sich während 6 Tagen nach der Behandlung nicht signifikant (Tabelle 34). Die Wahrscheinlichkeit für eine stationäre Wiederaufnahme betrug nach 40 Wochen 60%, über 60% der Patienten überlebten diesen Zeitraum. Diese Zahlen unterscheiden sich nicht von denen, die bei ähnlichen Patientengruppen für eine Diuretikatherapie oder für eine wiederholte Parazentese kleinerer Volumina mitgeteilt wurden. Aufgrund dieser Befunde ist anzunehmen, daß die Parazentese, sei es in wiederholten Sitzungen, sei es in einer Sitzung, eine effiziente und zeitsparende Alternative zur konventionellen Diuretikatherapie darstellt. Es muß aber angemerkt werden, daß dieses Verfahren bislang nur in kontrollierten Studien in Zentren durchgeführt wurde und die Auswirkungen einer allgemeinen Anwendung dieses Therapieprinzips noch nicht bekannt sind. Das Verfahren wurde dadurch obsolet, daß die breite, auch ambulante Anwendung in den 40er und 50er Jahren eine Vielzahl von Ne-

**Tabelle 34.** Einfluß der totalen Parazentese mit Albuminersatz auf verschiedene Parameter. (Nach Titó et al. 1990)

|  | Vorher | 48 h | 6 Tage |
|---|---|---|---|
| Kreatinin i.S. [mg/l] | 1,1 | 1,0 | 1,0 |
| Natrium i.S. [mmol/l] | 136 | 135 | 135 |
| $U_{Na}$ [mmol/Tag] | 2,0 | 3,0 | 2,7 |
| MAP [mm Hg] | 93 | 85 | 89 |
| PRA [ng/ml/h] | 8,2 | 8,9 | 7,8 |
| NOR i.P. [pg/ml] | 890 | 791 | 751 |
| PAL [pg/ml] | 167 | 155 | 173 |
| GFR [ml/min] | 72 | 80 | – |
| Plasmavolumen [ml] | 4272 | 4240 | – |
| $Cl_{H_2O}$ [ml/min] | 2,5 | 3,1 | – |

benwirkungen ausgelöst hatte. Die Tatsache, daß die Diuretikatherapie in den Vergleichsstudien mit der Parazentese sehr viel höhere Nebenwirkungsraten und eine geringere Effektivität aufwies als in früheren Studien zur Wirksamkeit verschiedener Diuretika, obwohl diese Studien von den gleichen Gruppen durchgeführt wurden, läßt bezüglich der Parazentese bei nicht selektionierten Patienten noch eine gewisse Zurückhaltung angebracht sein. Eigene Erfahrungen deuten aber darauf hin, daß insbesondere bei Patienten mit ausgeprägtem Aszites durch eine initiale Parazentese sowohl ein erheblicher palliativer Effekt erzielt als auch die Erfolgswahrscheinlichkeit einer dann folgenden Diuretikatherapie verbessert werden kann.

Es bleibt festzustellen, daß die Parazentese an den oben dargestellten Pathomechanismen der Aszitesentstehung bei Patienten mit Leberzirrhose nichts Wesentliches ändern kann. Als einzige Ausnahme ist vielleicht die Veränderung der Plasma-ADH-Konzentration zu nennen. Bemerkenswert ist, wie jüngere Untersuchungen gezeigt haben, daß Patienten nach Parazentese für das Auftreten einer spontanen bakteriellen Peritonitis empfänglicher werden können, da im Gegensatz zur Diuretikatherapie die Komplementfaktoren im Aszites nicht ansteigen und im Serum sogar deutlich abfallen (Tabelle 35). Der Platz der Parazentese als Alternative zur Diuretikatherapie bei unkompliziertem Aszites ist daher noch nicht endgültig zu definieren. Vermutlich ist aber bei Patienten, die aufgrund ihrer Nierenfunktion und der Natrium-

**Tabelle 35.** Einfluß von Parazentese und Diuretika auf Veränderungen von Opsoninaktivität und Komplement. (Nach Runyon et al. 1989)

|  | Parazentese (n = 10) | Diuretika (n = 10) | p |
|---|---|---|---|
| △ Opsoninaktivität i. A. (log kill) | + 0,07 ± 0,27 | + 0,68 ± 0,7 | < 0,02 |
| △ Gesamteiweiß i. A. (g/dl) | + 0,3 ± 0,4 | + 1,2 ± 0,8 | < 0,01 |
| △ $C_3$ i. A. [mg/dl] | + 1,0 ± 2,0 | + 13,0 ± 16,0 | < 0,02 |
| △ $C_4$ i. A. [mg/dl] | + 0,4 ± 0,6 | + 2,0 ± 2,4 | < 0,05 |
| △ Ges. Eiweiß i. S. [g/dl] | + 0,01 ± 0,6 | + 0,8 ± 1,0 | < 0,05 |
| △ $C_3$ i. S. [mg/dl] | − 13,0 ± 20,0 | + 24,0 ± 38,0 | < 0,02 |
| △ $C_4$ i. S. [mg/dl] | − 1,9 ± 3,5 | + 1,9 ± 4,2 | < 0,05 |

homöostase eine geringe Erfolgswahrscheinlichkeit für die Diuretikatherapie aufweisen, ein Versuch mit einer Parazentese durchaus sinnvoll (Vergleiche zwischen Parazentese und peritoneovenösem Shunt siehe 6.2.6). Von wesentlicher Bedeutung werden Untersuchungen sein, die versuchen, den langfristigen Erfolg zu analysieren und definitiv nachzuweisen, daß nach initialer Parazentese eine Diuretikatherapie häufiger wirksam ist.

Bei Patienten mit Aszites anderer Ursache ist in der Regel die Leberfunktion erhalten, es besteht auch wegen der meist fehlenden peripheren arteriellen Vasodilatation keine wesentliche Veränderung der Nierenfunktion. Dies ist insbesondere bei den meisten Patienten mit *malignem Aszites* der Fall. In den meisten dieser Fälle kann die Parazentese ohne Ersatz von Albumin erfolgen, da die Syntheseleistung der Leber ausreicht, um die Albuminkonzentration in der Zirkulation konstant zu halten. Bezüglich der Parazentese bei Patienten mit malignen Erkrankungen und Aszites ist darauf zu achten, daß der Zugangsweg unter sonographischer Sicht gewählt wird, da es infolge einer Peritonealkarzinose häufig zu Adhäsionen und Verwachsungen kommt und eine Perforation intestinaler Hohlorgane vermieden werden muß. Auch die wiederholte Parazentese ist bei diesen Patienten möglich und bezüglich der Nierenfunktion unkompliziert. Hier steht dann mehr die Gefahr einer Infektion und langfristig bei hoher Parazentesefrequenz einer Eiweißdepletion im Vordergrund.

Bei Patienten mit chylösem Aszites aufgrund von hepatischen Abflußstörungen, insbesondere nach operativen Eingriffen, ist die Parazentese ebenfalls eher Therapie der Wahl, um die subjektive Belästigung des Patienten zu vermindern. Hier muß allerdings oft sekundär eine Revision des Operationsgebietes mit einem Verschluß des Lecks oder eine Übernähung des gesamten Operationsbettes erfolgen. Ein „Trockenlegen" eines chylösen Aszites gelingt durch die Parazentese nur selten und dann meist nur in Kombination mit entsprechenden diätetischen Maßnahmen (siehe 6.5).

## 6.2.4 Aszitesreinfusion und peritoneovenöser Shunt

Chirurgische Verfahren zur Aszitesbeseitigung wurden schon früh erprobt. Dabei hat sich die Interposition eines Dünndarmsegmentes mit Exposition der Mukosa zur Peritonealhöhle nicht bewährt. Auch die direkte Anastomose von Peritonealhöhle und Harnblase hat aus verständlichen Gründen keine weite Verbreitung gefunden. Es ist lange bekannt, daß portokavale Anastomosen zwar den Aszites effektiv beseitigen können, aber mit einer erheblichen Komplikationsrate, insbesondere einer Enzephalopathie, belastet sind. Auch das aufwendige operative Verfahren hat diese Methode mit dem therapeutischen Ziel der Asziteselimination obsolet werden lassen.

Seit etwa 20 Jahren sind verschiedene Formen der kurzfristigen *extrakorporalen Aszitesreinfusion* mit Umleitung des Aszites in den großen Kreislauf erprobt worden. Diese Verfahren haben in der Regel zu einer raschen Asziteselimination geführt, wobei die unterschiedlichen Resultate vermutlich auf Differenzen in der Geschwindigkeit des Transfers von Aszitesflüssigkeit in die Zirkulation zurückzuführen sind.

Zur Durchführung der extrakorporalen Reinfusion werden sehr unterschiedliche Verfahren angewandt. Die einfachste Methode stellt die Reinfusion von unmodifiziertem Aszites mittels einer Rollenpumpe dar. Dabei wird eine maximale Infusionsrate von 400–600 ml/h verwandt. Es ist von Bedeutung, daß im Infusionsweg eine Luftfalle und ein Filter zum Abfangen größerer Fibrinaggregate existieren. Abbildung 41 gibt eine Übersicht des zur extrakorporalen Reinfusion verwandten Systems. Zahlreiche Untersuchungen liegen zur Reinfusion von mittels verschiedener Apparaturen *konzentriertem Aszites* vor. Dabei wird lediglich eine durch entsprechende Filtermaßnahmen konzentrierte Proteinlösung reinfundiert, nachdem die Flüssigkeit abgetrennt worden ist. Alle Verfahren zur extrakorporalen Reinfusion sind in der Regel für die Langzeittherapie von Patienten mit Aszites bei Leberzirrhose nicht geeignet. Vielmehr stellen sie Notfallmaßnahmen dar, die eine rasche Asziteselimination ermöglichen. Dies ist insbesondere bei Patienten, die kurzfristig operiert werden müssen, von Bedeutung. Eine Fortentwicklung der extrakorporalen Rein-

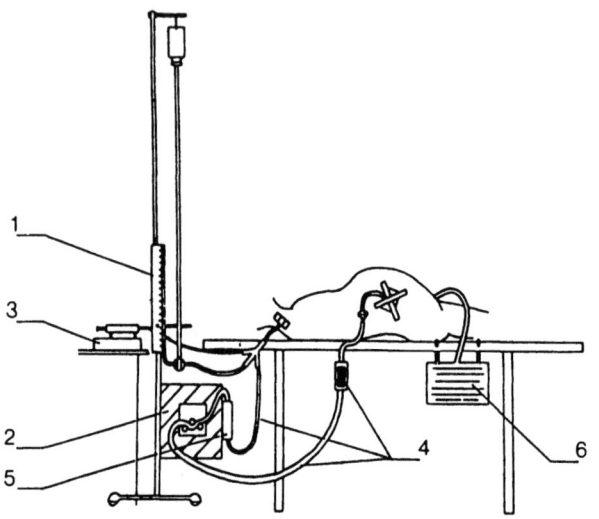

**Abb. 41.** Schematische Darstellung der extrakorporalen Reinfusion. *1* ZVD-Besteck, *2* Rollenpumpe, *3* Perfusor, *4* Reinfusionssystem mit Filter, *5* Luftfalle, *6* Urinsammelbeutel

fusion stellt die Anlage eines kontinuierlichen peritoneovenösen Shunts dar. Unabhängig von der Art des angelegten Shunts kommt es dabei zu einem Transfer von Aszites in den großen Kreislauf.

**Effekte der Volumenexpansion**

Unter einer Aszitesreinfusion kommt es zu einem raschen Abfall von Plasmaaldosteronkonzentration und Plasmareninaktivität. Hingegen steigt die Konzentration von Vasopressin an. Urinausscheidung und Urinnatriumausscheidung werden deutlich gesteigert (Tabelle 36). Die Anlage eines peritoneovenösen Shunts führt zu sehr ähnlichen Resultaten, auch die Konzentration von Angiotensin II fällt deutlich ab. Hingegen kommt es zu einem erheblichen Anstieg von atrialem natriuretischem Peptid und gleichzeitig zum Anstieg der fraktionellen Natriumelimination, der Urinnatriumausscheidung und des Natrium-Kalium-Quotienten im Urin. Hingegen verändern sich die Konzentrationen von Adrenalin und Noradrenalin in der Zirkulation nicht, wie dies aufgrund der Theorie der peripheren arteriellen Vasodilatation auch nicht zu erwarten ist (Tabelle 37). Gleichzeitig kommt es zu einem deutlichen Anstieg der Prostaglandin $E_2$-Ausscheidung im Urin (Tabelle 38). Der Lebervenenverschlußdruck steigt ebenso

**Tabelle 36.** Effekte der Reinfusion

|  | Vor Reinfusion | Nach 2 Tagen Reinfusion |
|---|---|---|
| PAL [pg/ml] | 624 ± 255 | 63 ± 20 |
| PRA [ng/ml/h] | 43 ± 26 | 4,1 ± 0,8 |
| ADH i. P. [pg/ml] | 7,3 ± 5,1 | 9,7 ± 6,0 |
| $U_{Na}$ [mmol/d] | 20 ± 10 | 37 ± 21 |
| $U_{Vol}$ [ml/d] | 600 ± 300 | 2200 ± 800 |

**Tabelle 37.** Effekt des peritoneovenösen Shunts auf die hormonellen Signale und die Nierenfunktion

|  |  | Vorher | 24 h |
|---|---|---|---|
| AT II i. P. | [pg/ml] | 54 ± 23 | 12 ± 6 |
| PAL | [pg/ml] | 737 ± 244 | 88 ± 11 |
| PRA | [ng/ml/h] | 14 ± 5 | 11 ± 10 |
| ADH i. P. | [pg/ml] | 8 ± 4 | 7 ± 4 |
| ANP i. P. | [fmol/ml] | 24 ± 11 | 42 ± 10 |
| Adrenalin i. P. | [pg/ml] | 80 ± 33 | 83 ± 34 |
| NOR i. P. | [pg/ml] | 307 ± 79 | 303 ± 178 |
| $FE_{Na}$ | [%] | 0,18 ± 0,07 | 0,80 ± 0,25 |
| $U_{Na}$ | [mmol/24 h] | 23 ± 8 | 100 ± 29 |
| $U_{Na/K}$ |  | 0,2 ± 0,2 | 9,2 ± 4,2 |
| GFR | [ml/min] | 55 ± 20 | 63 ± 23 |

**Tabelle 38.** Prostaglandin-$E_2$-Ausscheidung im Urin unter Aszitesreinfusion

|  | µg/24 h | µg/l |
|---|---|---|
| Vorher | 1,0 | 3,1 |
| 24 h | 8,8 | 5,2 |
| 48 h | 180,0 | 115,3 |

wie der rechtsatriale Füllungsdruck, das Plasmavolumen und die Herzauswurfleistung. Langfristig finden sich eine dauerhafte Erhöhung der Kreatininclearance um etwa 100%, eine dauerhafte Normalisierung des RAAS und eine Abnahme des Portalvenendrucks um etwa 30%. Die initiale Verminderung der Prostaglandinausscheidung im Urin normalisiert sich. Ebenfalls auf lange Sicht verbessert sich der Ernährungsstatus, was vorwiegend durch eine verbesserte Nahrungsaufnahme bedingt ist.

**Technik und Voraussetzungen**

Das Prinzip der extrakorporalen Aszitesreinfusion und des peritoneovenösen Shunts ist grundsätzlich gleich. Ein mit multiplen Öffnungen versehener Katheter wird in die Peritonealhöhle eingebracht. Bei der extrakorporalen Reinfusion erfolgt dann der Transport durch eine Rollenpumpe und einen über die Vena jugularis eingebrachten zentralen Katheter. Bei Anlage eines peritoneovenösen Shunts wird eine Pumpkammer mit einem Doppelventil, das jeweils nur den Transport in die kraniale Richtung erlaubt, auf dem Rippenbogen fixiert. Ein subkutan verlegtes Kathetersystem, das über die Vena jugularis in die Vena cava superior bis vor den rechten Vorhof implantiert wird, besorgt den

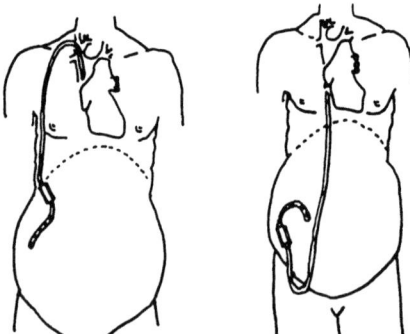

**Abb. 42.** Möglichkeiten der Anlage eines peritoneovenösen Shunts (*links*: peritoneojugulärer Shunt; *rechts*: peritoneosaphenöser Shunt)

Rücktransport in die Zirkulation. Bei der Alternative des peritoneosaphenösen Shunts erfolgt die Implantation über die Vena cava interna bis zur gleichen Höhe intrathorakal (Abb. 42). Abbildung 43 zeigt die Lage eines peritoneovenösen Shunts im Röntgenbild.

*Verschiedene Shuntsysteme* sind erprobt worden, wobei aufgrund neuerer Untersuchungen der Denver-Shunt die günstigsten Eigenschaften zu haben scheint. Er zeichnet sich durch ein Doppelklappenventil aus (Abb. 44). Um den frühzeitigen Verschluß dieser Shunts zu verhindern, wurden *Titanium-Katheterspitzen*

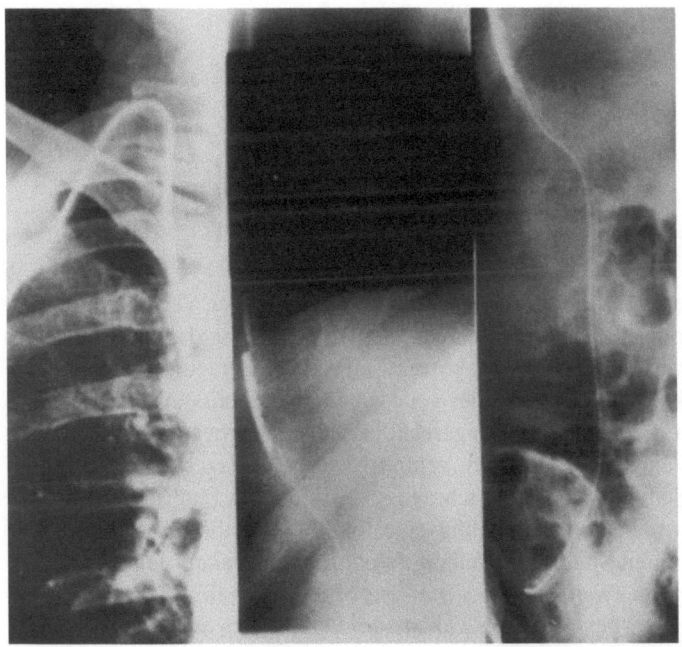

**Abb. 43.** Radiologische Darstellung eines peritoneojugulären Shunts. *Rechts*: intraperitoneale Lage des peritonalen Schenkels; *Mitte*: Pumpkammer auf dem Rippenbogen gelegen; *links*: venöser Schenkel mit Kurve und Implantation in die Vena jugularis interna bis zur Vena cava superior

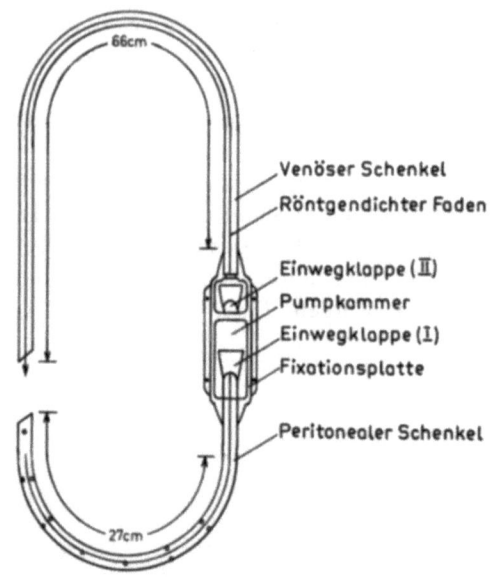

**Abb. 44.** Schematische Darstellung des Denver-Shunts

entwickelt, die zu einer wesentlich geringeren Verschlußrate führen sollen. Von entscheidender Bedeutung ist, daß die Anlage des venösen Schenkels korrekt erfolgt, wobei einerseits auf eine knickfreie Anlage der venösen Implantationsstelle, andererseits auf einen frei achsengerecht in der Vena cava superior liegenden venösen Schenkel zu achten ist. Eine Anlagerung des venösen Schenkels oder ein schräges Auftreffen der Flußrichtung auf die Venenwand hat häufig eine lokale Thrombose zur Folge. Die neuen Shunttypen haben durch die Möglichkeit der extrakorporalen *Pumpenkompression* zur Aufrechterhaltung des Flusses eine verbesserte Möglichkeit zum Offenhalten des Shuntsystems.

*Kontraindikationen* zur Anlage eines peritoneovenösen Shunts sind eine dekompensierte Leberfunktion (Bilirubin im Serum > 10 mg/dl), eine nicht kompensierte kardiale Funktion und Narkoseunfähigkeit. Von einzelnen Gruppen wird der Shunt allerdings auch in Lokalanästhesie angelegt. Es ist unklar, ob dadurch die lokalen Komplikationen vermehrt werden. Auch ein ausgeprägtes funktionelles Nierenversagen stellt in der Regel keine Kontraindikation dar, da sich die Nierenfunktion bei ausreichender Leberfunktion und Anlage des Shunts meist deutlich bessert. Selbstverständlich muß sichergestellt sein, daß der Aszites nicht infiziert ist.

**Ergebnisse der peritoneovenösen Shunttherapie**

Anfangs wurde über sehr positive Ergebnisse dieses Therapieverfahrens berichtet. Dabei wurden eine deutliche Steigerung des Gewichtverlustes und der Abnahme des Bauchumfangs, eine Zunahme der Urinausscheidung pro Tag und des Überlebens nach einem Jahr sowie eine Verminderung der Hospitalisierungszeiten mitgeteilt (Tabelle 39). Diese Ergebnisse waren möglicherweise durch den Enthusiasmus der Erfinder für das Verfahren beeinflußt. Die außerordentlich geringe Überlebensrate in der Kontrollgruppe ebenso wie die relativ schlechten Therapieerfolge in dieser Gruppe und die mangelhafte Vergleichbarkeit beider Therapiegruppen machen eine kritische Beurteilung der Ergebnisse nötig. Spätere Untersuchungen ergaben eine bessere Wirksamkeit, aber eine deutlich höhere Komplikationsrate und Letalität bei Anwendung dieses Verfahrens (Tabelle 40), wobei hier die geringe Erfahrung der Chirurgen, die an dieser Multicenterstudie teilnahmen, bezüglich dieses Therapieverfahrens erwähnenswert ist. Eine weitere Untersuchung ergab, daß sich das Überleben

**Tabelle 39.** Randomisierte Studie zum Vergleich des peritoneovenösen Shunts mit konservativer Therapie. (Nach Wapnick et al. 1979)

|  | Konservativ | Peritoneovenöser Shunt |
|---|---|---|
| Überlebende nach 1 Jahr [%] | 6,0 | 41,0 |
| Dauer der Hospitalisierung (Tage) | 32,0 | 15,0 |
| Mittlere Gewichtsreduktion/10 Tage [kg] | 3,7 | 11,3 |
| Abnahme des Bauchumfangs/10 Tage [cm] | 2,3 | 12,7 |
| Urinausscheidung/Tag (Tag 1–10) [ml] | 900,0 | 5815,0 |

**Tabelle 40.** Vergleich der chirurgischen und konservativen Therapie bei zirrhotischem Aszites. (Nach Bories et al. 1986)

|  | Peritoneovenöser Shunt (n = 29) | Konservative Therapie (n = 28) |
|---|---|---|
| Reduktion des Aszites |  |  |
| – 1 Woche | 26/29 (90%) | 16/28 (64%) |
| – 1 Monat | 13/17 (76%) | 4/23 (17%) |
| – 1 Jahr | 3/ 6 (50%) | 3/ 9 (33%) |
| Gestorben |  |  |
| – 1 Monat | 12/29 (41%) | 5/28 (17%) |
| – 1 Jahr | 23/29 (79%) | 15/24[a] (63%) |

[a] 4 Patienten erhielten einen peritoneovenösen Shunt

nicht beeinflussen ließ, die Notwendigkeit einer Diuretikatherapie aber deutlich reduziert und sowohl die mittlere Gewichtsabnahme als auch die Frühletalität vermindert wurden (Abb. 45). Eine in jüngster Zeit durchgeführte Untersuchung zeigte, daß sich das Überleben der Patienten nicht beeinflussen ließ, die Aszieselimination aber ohne Inkaufnahme höherer Risiken durch Anwendung des peritoneovenösen Shunts im Vergleich zur kon-

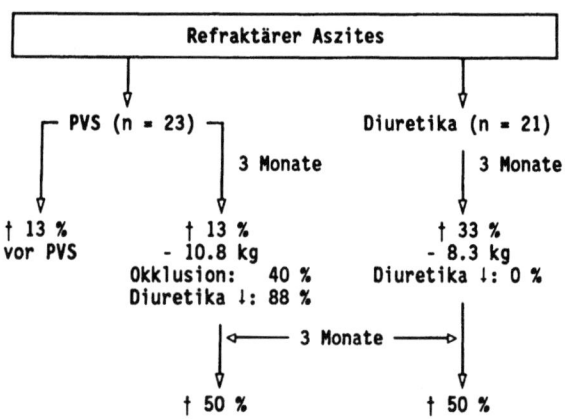

**Abb. 45.** Vergleich von peritoneovenösem Shunt (*PVS*) und Diuretikatherapie bei Patienten mit refraktärem Aszites. (Nach Ring-Larsen et al. 1989)

**Tabelle 41.** Peritoneovenöser Shunt *(PVS)* versus diuretische Behandlung. (Nach Stanley et al. 1989)

|  | PVS (n = 146) | Konservative Behandlung (n = 153) |
|---|---|---|
| Frühe Sterblichkeit (n) | 31 | 43 |
| Hospitalisation (Wochen) | 3,4 | 11,0 |
| Überleben | Keine Differenz | |
| Zeit bis zum Wiederauftreten von Aszites (Monate) | 15 | 3,5 |

ventiellen diätetischen und diuretischen Therapie besser gelang (Tabelle 41).
Angesichts des palliativen Charakters der Therapie läßt die Tatsache, daß bei Patienten mit alkoholisch induzierter Leberzirrhose die kumulativen Kurven für Aszitesfreiheit und Überleben annähernd deckungsgleich waren, diese Therapie als wirksame Alternative bei therapierefraktären Patienten erscheinen. Auch nach unserer eigenen Erfahrung verändert sich die Überlebensrate der Patienten gegenüber den konventionellen Therapieverfahren jedoch nicht (Abb. 46).

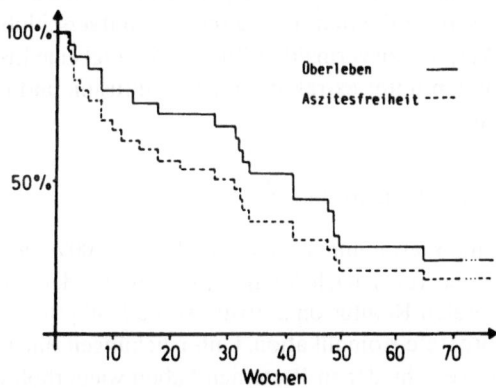

**Abb. 46.** Kumulative Wahrscheinlichkeit für Überleben und Aszitesfreiheit nach Anlage eines peritoneovenösen Shunts bei Patienten mit alkoholischer Leberzirrhose (n = 25)

Aufgrund der vorliegenden Daten ist davon auszugehen, daß die extrakorporale oder intrakorporale Aszitesreinfusion die aufgrund der beobachteten Effekte auf die Hämodynamik und die Hormonhomöostase erwarteten Auswirkungen auch in der klinischen Anwendung erbringt. Ganz sicher sind eine ausgefeilte chirurgische Technik zur Anlage des Shunts und eine adäquate Auswahl der Patienten bezüglich eventueller Kontraindikationen (siehe oben) und der zu erwartenden Überlebenszeit erforderlich.

**Komplikationen**

Die Aszitesreinfusionsverfahren sind derzeit die einzigen therapeutischen Maßnahmen, die wahrscheinlich prinzipiell in den Pathomechanismus der renalen Natrium- und Wasserretention eingreifen und damit die Aszitesbildung langfristig beeinflussen, auch wenn sie nicht alle Ursachen der renalen Funktionsstörung angehen können (siehe 2.3.1). Sowohl die extrakorporale Aszitesreinfusion als auch der peritoneovenöse Shunt sind aber durch eine relativ hohe Frequenz teilweise schwerwiegender Komplikationen in ihrer Anwendung eingeschränkt. Insbesondere *Infektionen* und *Gerinnungstörungen* erforderten früher oft die Shuntentfernung oder den chirurgischen Shuntverschluß, um einen letalen Ausgang zu vermeiden. Tabelle 42 zeigt eine Liste von Komplikationen unter extrakorporaler Reinfusion und peritoneovenösem Shunt.

Gerinnungsstörungen

Eine Gerinnungsstörung, die bei 25–100% der Patienten in den ersten Tagen nach Anlage eines Shunts oder unter einer extrakorporalen Reinfusion auftritt, ist die häufigste und am meisten gefürchtete Komplikation. Untersuchungen zum Gehalt des Aszites an verschiedenen Proteinen haben wiederholt ergeben, daß sich eine lineare Beziehung des Verhältnisses von Plasma- zu Aszieskonzentration und dem Logarithmus des Molekulargewichtes für die verschiedenen Proteine findet. Interessanterweise gilt dies

**Tabelle 42.** Komplikationen der Aszitesretransfusion (extrakorporal: n = 16, peritoneovenöser Shunt: n = 21)

| Komplikation | Patienten | | Ursache |
|---|---|---|---|
| | n | [% | |
| Gerinnungsstörung | 14 von 37 | 37,8 | Hyperfibrinolyse (reversibel), Plasminogenkonzentration ( < 0,7 CTA U/ml) |
| Blutung | 5 von 37 | 13,5 | Hyperfibrinolyse (reversibel) |
| Venenthrombose | 3 von 21 | 14,2 | Fehllage des venösen Shuntanteils (?) |
| Shuntokklusion | 1 von 21 | 4,8 | Peritoneosaphenöser Shunt |
| Infektion | 2 von 37 | 5,4 | Thrombose, Endokarditis |
| Fieber ohne Infektion | 14 von 37 | 37,8 | Allergie (?) |
| Leck | 2 von 21 | 9,5 | Adipöse Bauchdecken, Fehllage des peritonealen Shuntanteils |
| Bauchdecken- und Skrotalödem | 3 von 16 | 18,7 | Fehllage des peritonealen Zugangs |
| Kardiale Dekompensation | 7 von 37 | 18,9 | Chronische Niereninsuffizienz, Mitralvitium |
| Hämatom und Shuntdislokation | 1 von 21 | 4,8 | Trauma |

nicht für Fibronectin, Fibrinogen und Plasminogen (Abb. 17). Gleichzeitig finden sich im Aszites immer vermehrt Fibrinspaltprodukte (Fibrinmonomere). In jüngerer Zeit wurden im Aszites *Plasminogenaktivatoren* vom Typ des Gewebsaktivators, nicht jedoch vom Urokinasetyp gefunden. Gleichzeitig wurden im Aszites hohe Konzentrationen von Plasmin-Antiplasmin-Komplexen nachgewiesen, die die Konzentration im Plasma deutlich übersteigen. Umgekehrt hat sich zeigen lassen, daß Aszitesflüssigkeit Thrombozyten aggregieren kann. Diese Befunde werden im Aszites sowohl von Patienten mit Leberzirrhose als auch von solchen mit malignen Erkrankungen beobachtet, wobei die Aktivirung der verschiedenen Systeme bei Patienten mit malignem Aszites oft ausgeprägter ist. Gleichzeitig sind die Konzentrationen der entsprechenden Inhibitoren und Antiproteasen bei Patienten mit malignen Erkrankungen höher.

Aus diesen Befunden läßt sich ableiten, daß bei der Reinfusion von Aszites erhebliche Mengen dieser Aktivatoren in die Zirkulation gelangen. Es ist außerordentlich schwierig, bei Patienten mit Leberzirrhose *Gerinnungsstörungen* exakt zu klassifizieren, da die gleichzeitig gestörte Leberfunktion mit der veränderten Syntheseleistung und Veränderungen der Thrombozyten infolge des Hypersplenismus gemeinsam mit eventuell induzierten Veränderungen wie einer disseminierten intravasalen Gerinnung oder einer primären Hyperfibrinolyse wirksam sind. Grundsätzlich haben Patienten mit Leberzirrhose eine reduzierte Plasmahalbwertszeit für Fibrinogen und Störungen des fibrinolytischen Systems. Diese Veränderungen können mit Routinetechniken aber nur schwer erfaßt werden. Es ergibt sich, daß Patienten mit Leberzirrhose deutlich suszeptibler gegenüber einer disseminierten intravasalen Gerinnung, aber auch einer Hyperfibrinolyse sind. Das Auftreten von Gerinnungsstörungen unter einer Aszitesreinfusion wird angesichts dieser Umstände jedenfalls verständlich.

Aufgrund der vorliegenden Befunde, die allerdings teilweise widersprüchlich sind, handelt es sich bei den durch die Aszitesreinfusion induzierten Störungen der Gerinnung vorwiegend um eine primäre *Fibrinolyse*. Eine disseminierte intravasale Gerinnung läßt sich in der Regel nicht oder nur schlecht nachweisen, da weder ein Abfall von Faktor V, noch ein relevanter Abfall der Thrombozyten über den Verdünnungseffekt hinaus beobachtet wird (Tabelle 43). Zudem kommt es zum Auftreten von Fibrinspaltprodukten, nicht jedoch von Fibrinmonomeren. Das Auftreten dieser Gerinnungsstörung läßt sich nicht durch die Bestimmung der Gerinnungsparameter im Plasma vorhersagen, hingegen durch eine erhöhte Menge von Fibrinspaltprodukten und eine deutlich niedrigere Aktivität von Plasminogen und $\alpha_2$-Antiplasmin im Aszites (Tabelle 44). Bei einer Plasminogenaktivität im Aszites über 0,7 CTA U/ml und einer $\alpha_2$-Antiplasmin-Aktivität über 0,1 U/ml kommt es praktisch nie zu einer relevanten Gerinnungsstörung (Abb.47). Dabei sind diese beiden Parameter signifikant miteinander korreliert (Abb.48). Im Gegensatz dazu sind alle anderen Parameter im Aszites nicht mit-

**Tabelle 43.** Veränderungen des Gerinnungssystems während der Retransfusion von Aszites

| | Vorher | Nach 24 h | Nach 48 h | Nach 72 h | 2 Tage nach Ende der Reinfusion |
|---|---|---|---|---|---|
| Quick [%] | 45 ± 10 | 37 ± 3 | 30 ± 5 | 29 ± 5 | 46 ± 15 |
| Partielle Thromboplastinzeit [s] | 43 ± 4 | 45 ± 2 | 45 ± 2 | 50 ± 4 | 44 ± 3 |
| Thrombinzeit [s] | 18 ± 5 | 18 ± 2 | 23 ± 3 | 24 ± 3 | 18 ± 2 |
| Reptilase [s] | 20 ± 2 | 22 ± 1 | 23 ± 4 | 25 ± 3 | 18 ± 2 |
| Fibrinogen [mg/dl] | 333 ± 45 | 230 ± 36 | 198 ± 13 | 170 ± 41 | 277 ± 48 |
| Faktor V [%] | 68 ± 15 | 65 ± 17 | 67 ± 13 | 69 ± 17 | 70 ± 13 |
| Fibrinspaltprodukte | < 25 µg/ml | + | + | + + + | + |
| Thrombozyten [·$10^3$/mm$^3$] | 100 ± 25 | 90 ± 20 | 75 ± 10 | 78 ± 15 | 70 ± 15 |
| Leukozyten [·$10^3$/mm$^3$] | 8,5 ± 3,0 | 7,0 ± 4,0 | 6,5 ± 3,0 | 6,0 ± 2,5 | 6,0 ± 4,5 |

einander korreliert, es besteht auch keine Korrelation zu den entsprechenden Plasmaaktivitäten.

Als Quelle für die Plasminogenaktivatoren werden Peritonealzellen und peritoneale Makrophagen angeschuldigt. Diese produzieren unter dem Einfluß von Endotoxin vermehrt Plasminogenaktivatoren, aber auch Aktivatoren des Gerinnungssystems. Die Infusion dieses Aktivatorengemisches, wobei aufgrund der vorliegenden Befunde offenbar die Aktivatoren der Fibrinolyse dominieren, führt dann zu einer systemischen *Hyperfibrinolyse* (Abb. 49). Wie neuere Befunde zeigen, stimuliert das Entfernen des Aszites aus der Peritonealhöhle die Peritonealmakrophagen offensichtlich zur verstärkten Synthese solcher Aktivatoren. Sie könnte den in den ersten Tagen einer Aszitesreinfusion zunehmenden Effekt (Tabelle 43) erklären. Die Tatsache, daß die Infusion von Aprotinin, einem Hemmer der Fibrinolyse, ebenso wie die Gabe von ε-Aminokapronsäure, nicht aber die Infusion von Antithrombin III die Gerinnungsstörung antagonisieren können, spricht ebenfalls für das Dominieren der Fibrinolyse.

**Tabelle 44.** Gerinnungsparameter und Antiproteasen vor Aszitesretransfusion

| Parameter | | Patienten mit Gerinnungsstörung (n = 7) | Patienten ohne Gerinnungsstörung (n = 10) |
|---|---|---|---|
| Plasma: | Fibrinogen [g/l] | 3,6 ± 1,3 | 3,3 ± 1,0 |
| | Faktor V [%] | 70 ± 22 | 72 ± 20 |
| | Quick [%] | 45 ± 7 | 52 ± 11 |
| | Partielle Thromboplastinzeit [s] | 40 ± 9 | 45 ± 13 |
| | Thrombinzeit [s] | 19 ± 1 | 18 ± 1 |
| | Reptilasezeit [s] | 18 ± 3 | 17 ± 2 |
| | Plasminogen [CTA U/ml] | 1,5 ± 0,5 | 1,6 ± 0,7 |
| | Antithrombin III [IU/ml] | 6,9 ± 1,3 | 8,5 ± 2,9 |
| | $\alpha_1$-Antitrypsin [g/l] | 3,7 ± 0,7 | 4,2 ± 1,2 |
| | $\alpha_2$-Antiplasmin [IU/ml] | 0,61 ± 0,99 | 0,68 ± 0,19 |
| | Fibrinmonomere [0/ +] | 25% + | 17% + |
| | Fibrinspaltprodukte [mg/l] | 40 ± 33 | 15 ± 17 |
| Aszites: | Plasminogen [CTA U/ml] | 0,12 ± 0,12 | 0,89 ± 0,18[a] |
| | Antithrombin III [IU/ml] | 1,25 ± 0,92 | 1,75 ± 0,18 |
| | $\alpha_1$-Antitrypsin [g/l] | 1,1 ± 0,5 | 1,1 ± 0,4 |
| | $\alpha_2$-Antiplasmin [IU/ml] | 0,07 ± 0,02 | 0,28 ± 0,19[a] |
| | Fibrinmonomere [0/ +] | 100% + | 75% + |
| | Fibrinspaltprodukte [mg/l] | 351 ± 283 | 174 ± 157 |

[a] $p < 0,01$

Aufgrund der vorliegenden Befunde erscheint es sinnvoll, durch die Bestimmung der Aktivität von Plasminogen oder $\alpha_2$-Antiplasmin im Aszites das Risiko einer Fibrinolyse nach Implantation eines peritoneovenösen Shunts abzuschätzen. Dies läßt sich heute wahrscheinlich besser durch die direkte Bestimmung des *Gewebsplasminogenaktivators* erreichen. Dazu liegen bislang aber keine prospektiven Daten, die Grenzwerte definieren könnten, vor. Findet sich eine Plasminogenaktivität unter 0,7 CTA U/ml oder eine $\alpha_2$-Antiplasminaktivität unter 0,1 IU/ml, sollte versucht werden, den Pathomechanismus (Abb. 49) zu durchbrechen. Dazu wäre einerseits die Entfernung von Endotoxin aus dem Darm und andererseits die Gabe von Proteaseninhibitoren wie Aprotinin geeignet. Aus Tierexperimenten ist bekannt, daß sich auch die Produktion von Plasminogenaktivatoren in Perito-

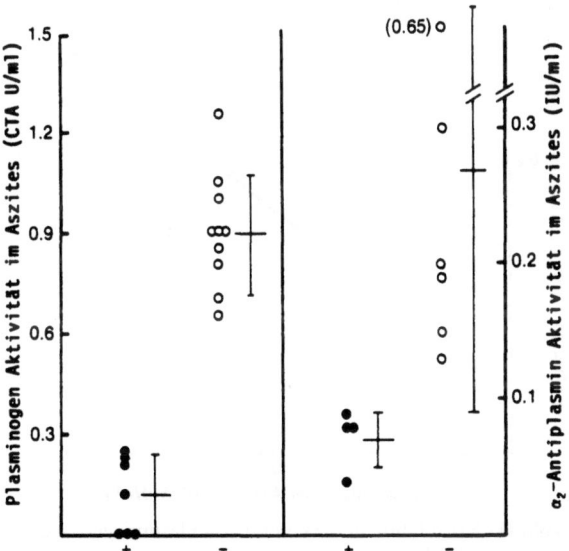

**Abb. 47.** Bestimmung von Plasminogen und $\alpha_2$-Antiplasmin im Aszites zur Vorhersage einer Gerinnungsstörung unter Aszitesreinfusion. (● Patienten mit Gerinnungsstörungen, ○ Patienten ohne Gerinnungsstörungen)

nealmakrophagen ohne relevante Beeinträchtigung anderer Funktionen dieser Zellen durch *Kortikosteroide* hemmen läßt. Die Injektion von 16 mg Dexamethason in die Peritonealhöhle führt zu einem deutlichen Anstieg der Aktivität von Plasminogen, $\alpha_2$-Antiplasmin und Antithrombin III. Auch die Konzentration der Antiprotease $\alpha_1$-Antitrypsin steigt geringfügig an (Abb. 50). Dabei sind die Veränderungen von Plasminogen und $\alpha_2$-Antiplasmin positiv korreliert, während Antithrombin III sich gegensinnig verhält (Tabelle 45).

Von wesentlicher Bedeutung ist die Tatsache, daß die beobachteten Veränderungen nicht bei allen Patienten in gleicher Form auftreten und selbst bei dem gleichen Patienten zu verschiedenen Zeitpunkten unterschiedlich ablaufen können (Abb. 51). Ein An-

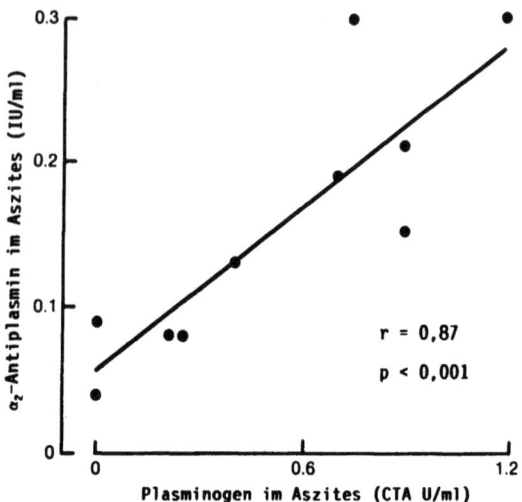

**Abb. 48.** Korrelation der Aktivität von Plasminogen und $\alpha_2$-Antiplasmin im Aszites bei Patienten mit Leberzirrhose

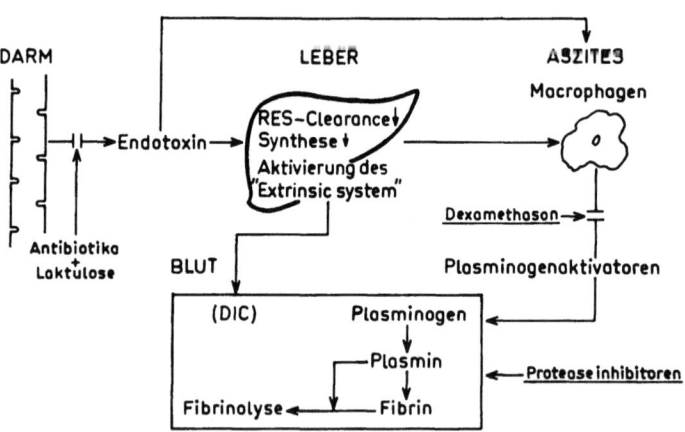

**Abb. 49.** Modellvorstellung zur Genese der Gerinnungsstörungen bei Aszitesreinfusion und zu möglichen therapeutischen Angriffspunkten

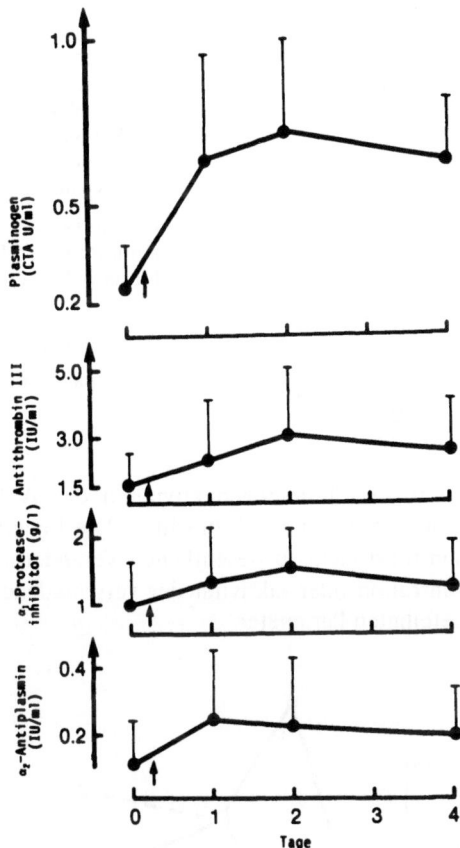

**Abb. 50.** Effekt der Injektion von 16 mg Dexamethason (Pfeil) auf die Aktivität bzw. Konzentration verschiedener Proteasen und Antiproteasen im Aszites

stieg der Plasminogenaktivität im Aszites auf Werte $\geq 0{,}7$ CTA U/ml ist mit dem Ausbleiben einer Fibrinolyse unter Aszitesreinfusion korreliert (Tabelle 46). Von Bedeutung ist die Tatsache, daß bei ein und demselben Patienten drei Aszitesreinfusionsmanöver mit unterschiedlichen Ausgangssituationen und unterschiedlichem Anstieg der Plasminogenaktivität nur bei zu

**Tabelle 45.** Korrelation zwischen den maximalen Veränderungen der verschiedenen Parameter unter Dexamethason

|  |  | r |
|---|---|---|
| Plasminogen | – $\alpha_2$-Antiplasmin | 0,751[a] |
|  | – $\alpha_1$-Antitrypsin | 0,293 |
|  | – Antithrombin III | – 0,772[a] |
|  | – Fibrinspaltprodukte | 0,128 |
| $\alpha_2$-Antiplasmin | – $\alpha_1$-Antitrypsin | 0,792[a] |
|  | – Antithrombin III | – 0,559[b] |
|  | – Fibrinspaltprodukte | – 0,088 |
| $\alpha_1$-Antitrypsin | – Antithrombin III | – 0,222 |
|  | – Fibrinspaltprodukte | 0,144 |
| Antithrombin III | – Fibrinspaltprodukte | 0,483 |

[a] $p < 0.01$
[b] $p < 0.05$

niedrigen Plasminogenaktivitäten das Auftreten einer Gerinnungsstörung mit sich brachten. Die Injektion von Dexamethason führt nicht zu wesentlichen Veränderungen der Plasmakonzentration oder -aktivität der verschiedenen an der Gerinnung beteiligten Parameter.

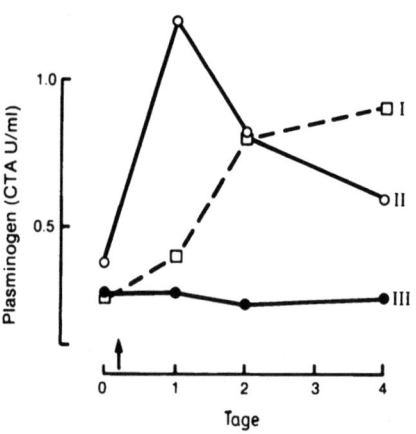

**Abb. 51.** Reaktionsformen der Plasminogenaktivität im Aszites nach Gabe von 16 mg Dexamethason (*Pfeil*): *I* verzögerter, persistierender Anstieg; *II* rascher, nicht dauerhafter Anstieg; *III* fehlender Anstieg

**Tabelle 46.** Effekt der Dexamethasontherapie auf die Plasminogenaktivität und auf das Auftreten einer Gerinnungsstörung nach Shuntimplantation. (*EAR* extrakorporale Aszitesretransfusion, *PVS* peritoneovenöser Shunt, *na* nicht analysiert)

| Patient | Geschlecht | Verfahren | Plasminogenanstieg (CTA U/ml) | | Fibrinolyse |
|---|---|---|---|---|---|
| | | | Initial | Nach Dexamethason | |
| 1 | m. | EAR | 0,18 | 0,80 | – |
| 2 | m. | PVS | 0,30 | 0,70 | – |
| 3 | m. | PVS | 0,15 | 0,65 | + |
| 4 | m. | PVS | 0,15 | 0,21 | + |
| 5 | m. | PVS | 0,25 | 0,80 | – |
| 6 | f. | PVS | 0,20 | 0,90 | – |
| 7 | f. | PVS | 0,19 | 1,20 | – |
| 8a | f. | EAR | 0,12 | 0,25 | + |
| 8b | f. | PVS | 0,10 | 0,90 | – |
| 8c | f. | PVS | 0,25 | 0,70 | (+)[a] |
| 9 | m. | – | 0,20 | 0,21 | na |
| 10 | m. | – | 0,27 | 0,28 | na |
| 11 | f. | – | 0,23 | 0,70 | na |
| 12 | m. | – | 0,38 | 1,20 | na |
| 13 | f. | – | 0,47 | 1,05 | na |

[a] Erneuter Abfall vor PVS

Wie bereits ausgeführt, ist die Gabe von *Aprotinin* (Trasysol) entweder als Bolus von 200000 E in Abständen von 4 h oder bei initialem Bolus von 500000 E und dann kontinuierlicher Infusion von 100000 E/h über Perfusor zweckmäßig. Insbesondere dann, wenn zwischen der Dexamethason-Gabe und der Operation größere Zeiträume verstreichen, sollte angesichts der Tatsache, daß die Hemmung der Peritonealmakrophagen nicht von Dauer ist, sicherheitshalber dieses Verfahren zusätzlich angewandt werden. Eine Alternative zur Vermeidung der Gerinnungsstörungen ist der Austausch der Aszitesflüssigkeit durch Kochsalzlösung zu Beginn der Operation. Diese Maßnahme beseitigt aber nur die bereits gebildeten Aktivatoren und führt nicht zum vollständigen Verschwinden der oben genannten Veränderungen. Derzeit erscheint das in Abb. 52 angegebene Vorgehen optimal, wobei wegen des nur zeitlich begrenzten Effektes von Dexamethason eine

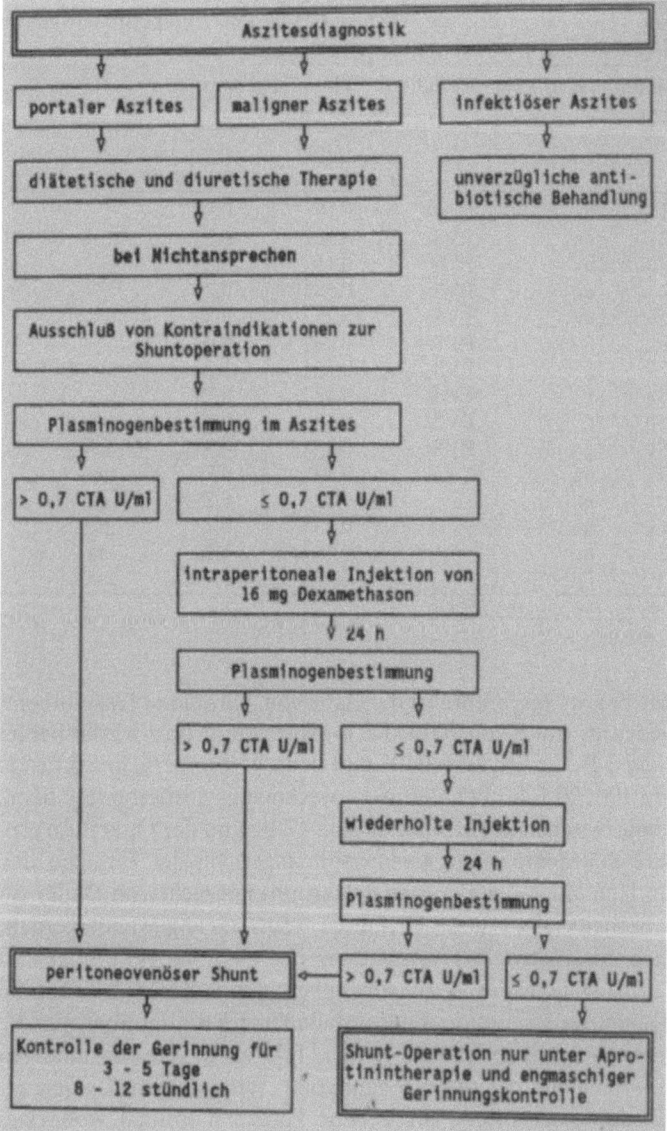

präoperative Kontrolle und bei Bedarf die wiederholte Dexamethasongabe als Vorsichtsmaßnahme berücksichtigt sind. Es sollte grundsätzlich gleichzeitig eine Gabe von *Laktulose* und/oder einem schwer resorbierbarem Antibiotikum (Paromomycin) erfolgen. Unter Beachtung dieser prophylaktischen Maßnahmen treten nach unserer Erfahrung keine relevante Hyperfibrinolyse und auch keine sonstige wesentliche Gerinnungsstörung auf, wenn die übrigen Kontraindikationen (Bilirubin i.S. < 10 mg/dl) zur Anlage eines peritoneovenösen Shunts beachtet werden. In jedem Falle sollte postoperativ für 3–4 Tage die Gerinnung relativ engmaschig (2 bis 3mal täglich) kontrolliert werden, wobei besonders die Fibrinogenkonzentration, die Reptilasezeit und die partielle Thromboplastinzeit bestimmt werden sollten.

Infektionen

Bei 8–26% der Patienten mit peritoneovenösen Shunt kam es früher postoperativ zu *Infektionen*, die entweder als Bakteriämie, Peritonitis oder als lokale Wundinfektion in Erscheinung traten. Die Mehrzahl dieser Infektionen wurde durch Staphylococcus aureus hervorgerufen. Die Entfernung des Shunts ist erforderlich bei Nachweis einer Bakteriämie. Selten sind als Shuntfolge bakterielle Endokarditiden beschrieben worden. Bei Auftreten von Wundinfektionen ist eine gezielte antibiotische Therapie durchzuführen. Nach neueren Vorstellungen sollte eine *perioperative Antibiotikaprophylaxe* erfolgen, z.B. mit der Gabe von 2g Cefotaxim (Claforan) vor und für 2 Tage nach der Operation.

Nicht zu verwechseln mit einer Infektion sind die erhöhten Temperaturen, die bei bis zu 60% aller Patienten nach Shuntimplantation auftreten und nicht durch Antibiotika zu beeinflussen sind. Als Ursache dieses Fiebers wird die Infusion von verschiedenen Pyrogenen aus der Peritonealhöhle in die Zirkulation angenommen. So finden sich bei Patienten mit Leberzirrhose relativ hohe Konzentrationen von Tumornekrosefaktor im Aszites, auch ver-

**Abb. 52.** Schema des Verfahrens bei der Aszitestherapie und der Anlage eines peritoneovenösen Shunts

schiedene andere *Zytokine*, insbesondere Interleukin-6, lassen sich im Aszites nachweisen, die ebenfalls als Produkte der dort reichlich vorhandenen Makrophagen anzusehen sind. Auffällig ist, daß diejenigen Patienten, die bei der ersten Shuntanlage mit Fieber reagieren, sich bei nachfolgenden Reimplantationen wieder ähnlich verhalten, während jene fieberfrei bleiben, die primär keine entsprechende Reaktion zeigten.

Sonstige Komplikationen

Seltener ist die *kardiale Dekompensation*, die auch bei optimalen Voraussetzungen und kompensierter Herzleistung unter der massiv erhöhten Volumenzufuhr auftreten kann. In dieser Situation sind nach Shuntimplantation die üblichen Maßnahmen zur Therapie des Lungenödems meist nicht ausreichend, da die Flüssigkeitszufuhr nur geringfügig gedrosselt werden kann und die Gabe von Diuretika wegen des häufig bereits bestehenden funktionellen Nierenversagens bei Patienten mit dekompensierter Zirrhose nur eine verzögerte Wirkung zeigt. Es sollte versucht werden, durch Hochlagerung des Oberkörpers bis zu einem Winkel von 45° die Flußrate auf maximal 40 ml/min zu reduzieren. Gelegentlich ist in der Initialphase eine Hämofiltration indiziert, bis die Nierenfunktion wieder besser in Gang kommt. Eine prophylaktische Digitalisierung ist nicht zweckmäßig, sofern nicht präoperativ manifeste Zeichen einer Herzinsuffizienz bestehen.

Eine Vielzahl von anderen *seltenen Komplikationen* ist beschrieben worden, so die Embolisation von Cholesterinkristallen aus dem Aszites in den Lungenkreislauf, das Auftreten von Leberversagen im Anschluß an die Anästhesie, ein Strangulationsileus durch intraperitoneale Schleifenbildungen, Luftembolien, ein Pneumothorax und eine Dickdarmperforation. Bei Patienten mit malignem Aszites kommt es auch zur Tumorzellverschleppung (Tabelle 47).

Die *Shuntokklusion* ist meist durch einen thrombotischen Verschluß im Bereich der Klappe oder im venösen Schenkel des Schlauchsystems oder aber durch eine Thrombose im Bereich der Vena cava superior im Bereich der Shuntspitze bedingt. Die Häufigkeit eines derartigen Shuntverschlusses liegt bei etwa 40% pro

**Tabelle 47.** Mögliche Komplikationen des peritoneovenösen Shunts

| Technisch | Shuntverschluß (venöser Schenkel oder Ventil) |
| --- | --- |
| | Halshämatom |
| | Auswandern des venösen Schenkels aus der Vene |
| | Aszitesleck |
| | Darmverschluß |
| | Luftembolie |
| | Pneumothorax |
| | Cholesterinkristallembolie |
| | Dickdarmperforation |
| Infektion | Peritonitis |
| | Sepsis |
| | Harnwegsinfekt |
| Kardiovaskulär | Lungenödem |
| | Obstruktion der Vena cava |
| Renal | Hypokaliämie |
| Leber | Leberversagen |
| Allgemein | Fieber |
| Gerinnung | Koagulopathie |
| | Varizenblutung |

Jahr. Dabei ist häufig eine ungünstige Lage des venösen Schenkels Voraussetzung für das Entstehen einer Gefäßthrombose. Die Aszitesflüssigkeit wird dabei kontinuierlich auf die gleiche Stelle der Venenwand geleitet, wobei es dann wahrscheinlich durch die Infusion von Peritonealmakrophagenprodukten zur lokalen Entstehung eines Thrombus kommt, der später additiv wächst. Die *verschiedenen Shunttypen* weisen keine wesentlich unterschiedliche Inzidenz der Verschlußraten auf. Neuerdings werden Shunts, bei denen die venöse Spitze mit einer Titaniumhülse versehen ist, propagiert. Bei Verwendung dieser Shunts soll es zu einer deutlich geringeren Thromboserate kommen. Bei den Denver-Shunts mit dem Hakim-Cordis-Ventil besteht infolge der doppelten Ventilkammer die Möglichkeit, durch regelmäßigen exogenen Druck die Schenkel des Shunts freizupumpen. Insbesondere in der Frühphase nach der Implantation bedarf es einer regelmäßigen Kontrolle der Kompressibilität der Kammer, um eine Verhärtung der

Pumpkammer als frühen Hinweis auf eine beginnende Okklusion zu erkennen. In diesem Fall sollte dann mehrmals hintereinander eine heftige Kompression erfolgen, bis die Kammer wieder die ursprüngliche prall-elastische Konsistenz annimmt.
Kommt es zur Zunahme des Bauchumfanges oder des Körpergewichtes und läßt sich die Kammer nicht wie üblich komprimieren, liegt der Verdacht auf einen Shuntverschluß nahe, der dann unverzüglich weiter abgeklärt werden sollte. Dies geschieht am einfachsten mit Hilfe der *Dopplersonographie* oder mit Hilfe der *Echokardiographie*. Letztere kann, insbesondere wenn sie mit transösophagealem Zugang durchgeführt wird, meist auch gleich die Ursache des Verschlusses klären, insbesondere dann, wenn es sich um einen Venenthrombus handelt. Eine exakte Definition des Verschlusses und seiner Ursache gelingt mit Hilfe der „Shuntographie", wobei der subkutan verlaufende proximale Schenkel des Katheters punktiert werden sollte, um dann mit Hilfe einer Kontrastmitteldarstellung das Shuntlumen und den Abfluß in die Vena cava zu überprüfen. Bei Nachweis eines Verschlusses kann dann entweder über die liegende Nadel und den Shunt eine *Kurzzeitlyse* mit Urokinase (50 000 I E/h) unter gleichzeitiger Antikoagulation mit Heparin (30 000 I E/24 h) versucht werden. Handelt es sich um eine Venenthrombose, die durch den Shunt nur unvollständig erreicht werden kann, läßt sich durch Anlage eines zentralvenösen Katheters über die Arteria brachiocephalica eine entsprechende lokale Lyse durchführen. Nach den bisherigen Erfahrungen treten, auch wenn bei Patienten mit Leberzirrhose bereits primär Hämostasedefekte vorliegen, keine wesentlichen Komplikationen durch die lokale Lyse auf. Unverzichtbar ist eine engmaschige Kontrolle der Gerinnungssituation und eine wiederholte radiologische Kontrolle des Therapieeffektes. Die Punktion des Shuntschenkels sollte nur mit sehr feinen Kanülen erfolgen, um ein späteres Leck mit der Gefahr des Austritts von Aszites und einer konsekutiven Infektion zu vermeiden.
Die früher durchgeführten szintigraphischen Untersuchungen zum Nachweis der Durchgängigkeit eines peritoneovenösen Shunts sind aufgrund der einfacheren Methoden mit Hilfe der Dopplersonographie und der Shuntographie zwischenzeitlich verlassen worden. Sollten diese Verfahren aber nicht durchführ-

**Tabelle 48.** Thrombosen bei 47 Patienten mit peritoneovenösem Shunt

| | |
|---|---|
| Thrombose am venösen Schenkel | 13 |
| Therapie der Thrombose | |
| Lokale Lyse (Urokinase) | 6 |
| Revision (Explanation) | 5 |
| Neuimplantation | 1 |
| Ballondilatation | 1 |

bar sein, läßt sich durch Injektion markierter Eiweißpartikel und Durchführung eines Lungenperfusionsszintigramms die Funktion des Shunts ebenfalls überprüfen. Bei Versagen der lokalen Lysetherapie ist in Einzelfällen auch mittels invasiver *Kathetertechniken* eine Wiedereröffnung der verschlossenen Stromgebiete und dadurch ein erneutes Funktionieren des Shunts zu erreichen.

Wird diese Komplikation, die den Therapieerfolg zunichte macht, mit Hilfe der genannten Verfahren angegangen, lassen sich häufig die Neuimplantation vermeiden und die Funktion des Shunts wiederherstellen (Tabelle 48).

### 6.2.5 Vorhersage des Therapieerfolges

Um die Indikation zu eingreifenderen therapeutischen Maßnahmen frühzeitig stellen zu können, und um Hospitalisationszeit bei Patienten, deren verbleibende Lebensspanne relativ gering ist, einzusparen, wäre es wünschenswert, anhand initial leicht zu erfassender Parameter die Erfolgsaussichten einer konservativen, d.h. durch Diät und Medikamente durchgeführten Therapie beurteilen zu können. Hierfür bieten sich aufgrund der in 2.2.1 dargestellten Pathophysiologie der Aszitesbildung bei Leberzirrhose erstens Parameter der Elektrolythomöostase, zweitens hämodynamische Parameter und drittens die in den Pathomechanismus involvierten Signalsysteme an. Da Patienten mit einer schwer eingeschränkten glomerulären Filtrationsrate häufig dennoch eine normale Serumkreatininkonzentration haben, ist die Bestimmung der Nierenfunktion anhand der Serumparameter dafür ungeeignet. Das Auftreten einer Hyponatriämie als Zeichen einer Störung der freien Wasserausscheidung eignet sich nur in Verbindung mit einer erheblich eingeschränkten glomerulären Filtrationsrate, um den späteren Mißerfolg einer Diuretikatherapie vorherzusagen. Bei Patienten mit Hyponatriämie und erhaltener Nierenfunktion ist der Erfolg der Diuretikatherapie ähnlich wie bei solchen ohne Hyponatriämie.

Eine höhere Urinausscheidung von Natrium, eine bessere glomeruläre Filtrationsrate und niedrigere Plasmanorepinephrinspiegel waren mit einem häufigeren Überleben verbunden. Die Patienten, bei denen nach Gabe von Indometacin ein starker Abfall der glomerulären Filtrationsrate oder des renalen Plasmaflusses auftritt, haben ebenfalls eine deutlich bessere Prognose bezüglich des Gesamtüberlebens.

Ähnliche Befunde finden sich für die *Voraussage* des Ansprechens auf eine *Diuretikatherapie*. Patienten, die später auf eine Therapie ansprachen, hatten eine deutlich höhere fraktionelle Natriumelimination, eine höhere Natriumurinausscheidung und einen höheren Quotienten von Natrium und Kalium im Urin. Die Konzentrationen von Aldosteron, Angiotensin II, ADH und Noradrenalin im Plasma waren ebenso wie die Aktivität von Renin im Plasma deutlich niedriger als bei den später refraktären Patienten. Die Angiotensinogenkonzentration lag bei den refraktären Patienten initial deutlich niedriger, die Quotienten aus atrialem natriuretischem Peptid und Plasmaaldosteron bzw. Plasmareninaktivität hingegen waren bei den Patienten, die später erfolgreich therapiert werden konnten, deutlich höher (Tabelle 49). Eine Plasmanoradrenalinkonzentration von über 300 pg/ml machte den Erfolg einer späteren Diuretikatherapie sehr unwahrscheinlich (Tabelle 50). Eine initiale *Angiotensinogenkonzentration* von über 1500 ng/ml war mit einer hohen Wahrscheinlichkeit einer erfolgreichen Therapie verbunden (Abb. 53). Die initiale *fraktionelle Natriumelimination* ($FE_{Na}$) war linear korreliert mit dem Ausmaß der Körpergewichtsreduktion unter einer diuretischen Therapie, unabhängig davon, ob diese mit Xipamid oder mit Spironolacton und Furosemid durchgeführt wurde (Abb. 54). Es bestand eine negative Korrelation zwischen der fraktionellen Natriumelimination und Angiotensin II, atrialem natriuretischem

**Tabelle 49.** Ausgangsdaten von Patienten in Abhängigkeit vom Therapieerfolg

|  | Responder (n = 10) | Nonresponder (n = 7) |
|---|---|---|
| $FE_{Na}$ [%] | 0,85 ± 0,47 | 0,29 ± 0,32[a] |
| $U_{Na}$ [mmol/d] | 107 ± 50 | 16 ± 16[a] |
| $U_{Na/K}$ | 1,61 ± 1,15 | 0,59 ± 0,64[a] |
| PAL [pg/ml] | 211 ± 250 | 803 ± 806[a] |
| PRA [ng/ml/h] | 10 ± 11 | 21 ± 12 |
| AT II i. P. [pg/ml] | 34,4 ± 16,4 | 67,0 ± 34,3[a] |
| ANP i. P. [fmol/l] | 17 ± 10 | 23 ± 25 |
| ADH i. P. [pg/ml] | 6,7 ± 6,4 | 17,8 ± 13,1[a] |
| NOR i. P. [pg/ml] | 451 ± 345 | 971 ± 653 |
| ANP/PAL [fmol/ng] | 330 ± 480 | 70 ± 90[a] |
| ANP/PRA [fmol/ng/h] | 4,36 ± 4,14 | 2,30 ± 3,28 |
| ANP/AT II [fmol/ng] | 700 ± 450 | 500 ± 450 |
| Reninsubstrat [ng/ml] | 1770 ± 586 | 1133 ± 382[a] |

[a] signifikant

**Tabelle 50.** Vorhersagewerte für Therapieerfolg

|  | Grenzwert | Positiver Vorhersagewert [%] | Negativer Vorhersagewert [%] |
|---|---|---|---|
| Reninsubstrat i. P. | > 1500 ng/ml | 100 | 83 |
| PRA | < 12 ng/ml/h | 77 | 63 |
| AT II i. P. | < 45 pg/ml | 88 | 71 |
| ADH i. P. | < 10 pg/ml | 80 | 71 |
| PAL | < 200 pg/ml | 100 | 77 |
| NOR i. P. | < 300 pg/ml | 100 | 77 |
| $U_{Na}$ | > 80 mval/l | 89 | 80 |
| $FE_{Na}$ | > 0,5% | 85 | 80 |

Peptid, Aldosteron und Plasmareninaktivität (Tabelle 51). Die Konzentration von Angiotensinogen war linear mit dem Quotienten aus ANP und Aldosteron korreliert. Patienten mit erhöhtem Plasmaaldosteron, erhöhtem ADH und Noradrenalin und solche mit einer niedrigen initialen Urinausscheidung, hatten die längste Hospitalverweildauer. Patienten mit einer niedrigen Plasmaaldosteron- und Adrenalinkonzentration hatten ebenso wie solche mit

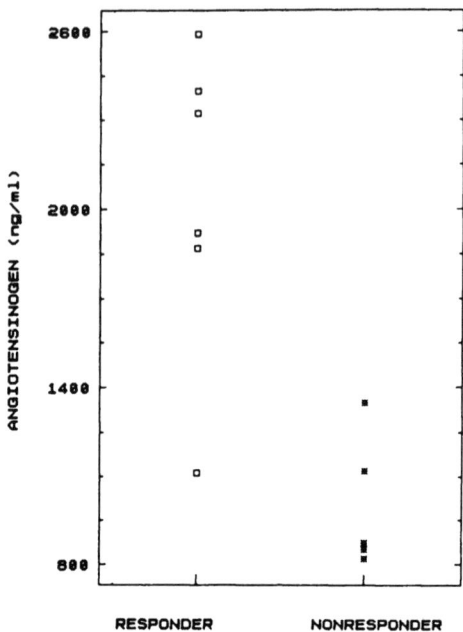

**Abb. 53.** Initiale Konzentration von Angiotensinogen bei Patienten mit und ohne Ansprechen auf eine diuretische Therapie

einer initial niedrigen Prostaglandin $E_2$-Ausscheidung im Urin die ausgeprägteste Gewichtsabnahme (Tabelle 52).
Da diese Parameter in der Praxis schwierig zu bestimmen und zu verwenden sind, erscheint der Versuch gerechtfertigt, mit einfacheren Parametern die Prognose zu bestimmen. Dabei ergibt sich, daß die Patienten mit späterem Therapieerfolg initial eine deutlich höhere Urinnatriumausscheidung, eine erhöhte $FE_{Na}$ und ein niedrigeres Serumkreatinin aufweisen (Abb. 55). Patienten mit einer $FE_{Na}$ unter 0,1% und einer Urinnatriumausscheidung unter 10 mmol/Tag erwiesen sich zu über 80% als refraktär (Tabelle 53). Die positive Vorhersagbarkeit eines Therapieerfolges lag über 90%, der Ausschluß eines späteren Therapieerfolges zwischen 66 und 80%.
Diese Befunde zur Prognoseabschätzung eines späteren Thera-

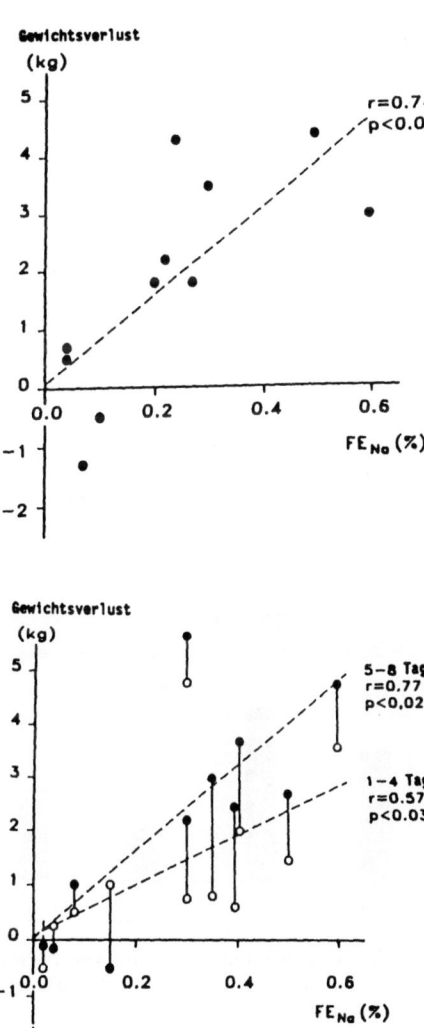

**Abb. 54.** Beziehung zwischen fraktioneller Natriumelimination ($FE_{Na}$) vor Therapie und Gewichtsverlust während 4 Tagen Therapie bei Patienten unter Therapie mit Xipamid (*oben*) und Spironolacton/Furosemid (*unten*). Unter Kombinationstherapie sind die initialen 4 Therapietage und die folgenden 4 Therapietage getrennt berechnet

**Tabelle 51.** Beziehung zwischen hormonellen Signalen und fraktioneller Natriumelimination ($FE_{Na}$)

| | | |
|---|---|---|
| AT II i.P. | – $FE_{Na}$ | – 0,628 |
| ANP i.P. | – $FE_{Na}$ | – 0,483 |
| PAL | – $FE_{Na}$ | – 0,570 |
| PRA | – $FE_{Na}$ | – 0,791 |


**Tabelle 52.** Beziehungen zwischen klinischem Resultat und Prognosefaktoren bei Aszitestherapie

| | | |
|---|---|---|
| Hospitalisationsdauer | – PAL | 0,838 |
| | – ADH i.P. | 0,763 |
| | – NOR i.P. | 0,580 |
| | – $U_{Na}$ | – 0,750 |
| Tägliche | – PAL | – 0,670 |
| Gewichtsabnahme | – ADR i.P. | – 0,840 |
| | – $FE_{Na}$ | 0,854 |
| | – Prostaglandin i.U. | – 0,897 |

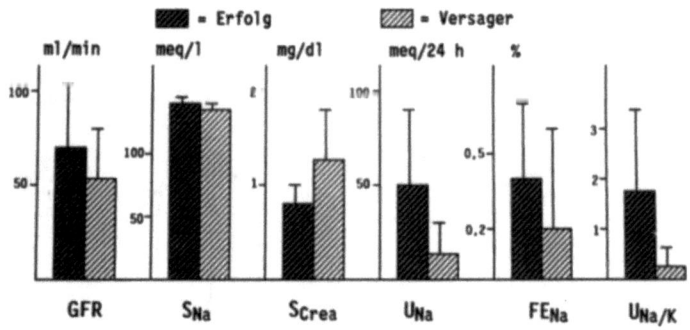

**Abb. 55.** Vergleich der Parameter von Nierenfunktion und Elektrolythomöostase bei Patienten mit erfolgreicher Diuretikatherapie und solchen ohne Erfolg

pieerfolges stimmen mit den oben diskutierten Vorstellungen zur Pathogenese überein. Für die klinische Praxis bietet sich an, die $FE_{Na}$ als Entscheidungskriterium zu benutzen, da sie wenig durch andere Maßnahmen beeinflußt wird. Inwieweit diese Prognoseabschätzung schon praktische klinische Konsequenzen hat, ist

**Tabelle 53.** Prädiktive Parameter für Therapieerfolg bei zirrhogenem Aszites

|  |  | Erfolgreiche Therapie (n = 12) | Refraktär (n = 5) | Diät erfolgreich (n = 3) |
|---|---|---|---|---|
| GFR | < 50% | 25% | 40% | 0% |
| $S_{Na}$ | < 135 mmol/l | 25% | 40% | 0% |
| $S_{Crea}$ | > 1,3 mg/dl | 0% | 40% | 0% |
| $U_{Na}$ | < 10 mmol/d | 17% | 80% | 0% |
| $FE_{Na}$ | < 0,1% | 17% | 80% | 0% |
| $U_{Na/K}$ | < 0,6 | 8% | 80% | 0% |

derzeit noch offen. Sie bietet jedenfalls eine Hilfestellung bei der Entscheidung zur Differentialtherapie.

### 6.2.6 Praktisches Vorgehen und Wahl des Therapieverfahrens

Bei der Wahl des Therapieverfahrens ist zu beachten, daß die Therapie nur palliativen Charakter hat, die Prognose quoad vitam für die meisten Patienten relativ schlecht ist und alle Therapieverfahren mit Ausnahme der Basistherapie relativ häufige Komplikationen haben. Die Therapie muß deshalb in der Regel vorsichtig und *stufenweise* erfolgen (Tabelle 54). In jedem Falle sollte erprobt werden, inwieweit die einfachen Maßnahmen der *Basistherapie* wie Bettruhe und Restriktion der Natriumzufuhr auf maximal 3 g pro Tag und die eventuelle Substitution von Kalium und Albumin zu einem Rückgang des Aszites führen. Dies ist in der Regel bei Patienten mit gut erhaltener Nierenfunktion und noch relativ hoher spontaner Natriumausscheidung im Urin ( > 40 meq/Tag) denkbar und gelingt bei bis zu 20% aller Patienten mit Aszites. Die Gewichtsabnahme sollte bei Vorliegen von Ödemen bis etwa 1000 g/Tag und bei Fehlen von Ödemen bis etwa 500 g/Tag betragen. Wesentliche Kontrollen sind in dieser Phase nicht erforderlich. Wenn die Compliance gewährleistet ist, kann diese Therapie auch ambulant durchgeführt werden. Findet

**Tabelle 54.** Stufenplan der Aszitestherapie bei Leberzirrhose

Stufe 1
- Bettruhe
- Natriumrestriktion ($\leq 3$ g/Tag)
- bei Hyponatriämie Wasserrestriktion
- Eventuell Kaliumsubstitution
- Albuminzufuhr, wenn Serumalbumin < 3 g/dl (435 µmol/l)
- Gewichtskontrolle (Ziel: Gewichtsreduktion von maximal 500 g/Tag, bei Ödemen bis 1000 g/Tag)
- Enzephalopathiekontrolle

Stufe 2
Wenn nach 4 Tagen kein Gewichtsverlust von 300 g/Tag
- Spironolacton (100 mg/Tag) und Xipamid (10 mg/Tag)
- Bei Wirkungslosigkeit (d.h. kein Gewichtsverlust über 300 g/Tag) Dosiserhöhung: Spironolacton auf 400 mg/Tag, Xipamid auf 40 mg/Tag
- Elektrolyt-, Kreatinin-, Enzephalopathiekontrolle
- Bei Elektrolytentgleisung, Kreatininanstieg oder Enzephalopathiezeichen Diuretika absetzen

Stufe 3
Wenn bei maximaler Diuretikatherapie kein Gewichtsverlust
- Ursachen der Therapieresistenz überprüfen
- Nach Beseitigung eventueller Ursachen erneut Stufe 2

Stufe 4
Wenn erneut kein Therapieerfolg oder keine Compliance
- Chirurgische Therapie

sich unter einer solchen Behandlung kein durchschnittlicher Gewichtsverlust von mindestens 300 g/Tag, ist eine Diuretikatherapie indiziert. Aufgrund der vorliegenden klinischen Studien sollte initial Spironolacton (100 mg/Tag) gegeben werden. Um einen rascheren Beginn der Diurese zu erreichen, kann man zusätzlich Xipamid (10 mg/Tag) applizieren. Auch hier sollten die Obergrenzen der Gewichtsabnahme beachtet werden. Findet sich kein Gewichtsverlust von 300 g/Tag, kann die Dosis für Spironolacton auf 400 mg/Tag und für Xipamid auf 40 mg/Tag langsam weiter erhöht werden. Höhere Dosen sind erfahrungsgemäß nicht wirksamer oder mit dem Auftreten von Komplikationen verbunden. Unter dieser Diuretikatherapie sollte eine anfangs engmaschige Kontrolle von Elektrolyten, Nierenfunktion und Enzephalopathiezeichen erfolgen. Bei Auftreten solcher Störungen müssen die Diuretika abgesetzt, oder es muß zumindest die Dosis erheblich reduziert werden. Findet sich unter einer solchen maximalen Diuretikatherapie kein adäquater Gewichtsverlust, sollten nochmals die möglichen *Ursachen einer Therapieresistenz*, insbesondere die Einhaltung der Natriumrestriktion, aber auch die Einnahme von die Nierenfunktion beeinträchtigenden Medikamenten und das Vorliegen einer spontanen bakteriellen Peritonitis ausgeschlossen werden. Fehlen solche Ursachen, muß der Aszites als therapierefraktär klassifiziert werden. Finden sich jedoch Ursachen, sollte nach deren Beseitigung ein erneuter Versuch mit einer Diuretikatherapie unternommen werden. Bei tatsächlich therapierefraktärem Aszites, d.h. bei 10 bis maximal 20% der Patienten oder bei solchen, bei denen keine Compliance für die oben genannten Maßnahmen gewährleistet ist, müssen die *alternativen Therapieverfahren* wie Parazentese oder die Anlage eines peritoneovenösen Shunts in Betracht gezogen werden. Ob die extrakorporale Reinfusion hier eine Rolle spielt, ist unklar. Aufgrund der geringen Wahrscheinlichkeit, daß dadurch ein dauerhafter Erfolg eintritt, muß man dies trotz anderslautender Mitteilungen wohl eher verneinen. Dieses Verfahren der *Stufentherapie* ist zeitraubend und bedarf langer Hospitalisationszeiten, da insbesondere eine höher dosierte Diuretikatherapie wegen der hohen Komplikationsraten in der Regel nicht ambulant durchgeführt werden kann.

Unter Berücksichtigung der oben genannten Befunde zur Prognoseabschätzung der konservativen Therapie läßt sich auch ein modifiziertes Schema zur Therapie des Aszites angeben (Abb. 56). Bei Patienten mit mittelgradig ausgeprägtem Aszites, einer gut erhaltenen Nierenfunktion und einer fraktionellen Natriumausscheidung über 0,2% ist mit über 90%iger Wahrscheinlichkeit davon auszugehen, daß eine konservative Therapie bestehend aus Basistherapie und Diuretikagabe erfolgreich sein wird. Bei diesen Patienten sollte ein entsprechender Versuch unternommen werden, da die *Komplikationsrate* dadurch gering gehalten werden kann. Nach Ansprechen auf die Therapie kann die Behandlung bei Gewährleistung engmaschiger Kontrollen auch ambulant weiter durchgeführt werden. Ist der Aszites er-

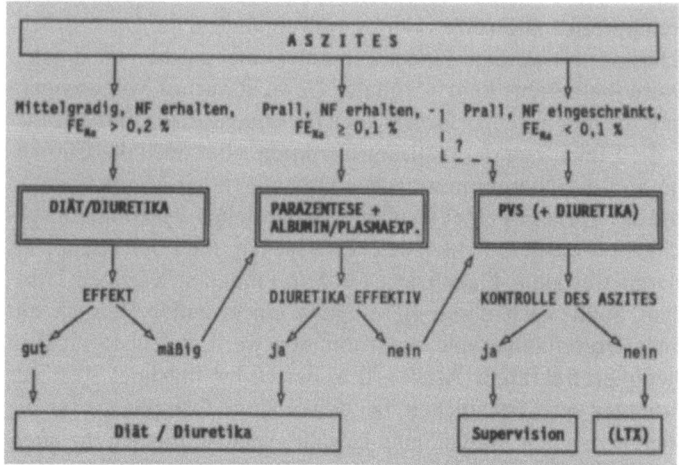

**Abb. 56.** Wahl des adäquaten Therapieverfahrens bei Patienten mit Aszites und Leberzirrhose unter Berücksichtigung von Prognosefaktoren. (*LTX* Lebertransplantation, *NF* Nierenfunktion, *PVS* peritoneovenöser Shunt)

folgreich ausgeschwemmt, sollte eine niedrig dosierte Therapie mit Spironolacton (50–100 mg/Tag) zur Rezidivvermeidung mit gleichzeitiger Fortführung der eingeschränkten Natriumzufuhr beibehalten werden. Findet sich wider Erwarten doch kein Ansprechen auf die Therapie oder handelt es sich um einen sehr gespannten Aszites bei noch erhaltener Nierenfunktion und einer $FE_{Na}$ über 0,1%, ist an die eingreifenderen Therapieformen zu denken. Aufgrund der neueren Mitteilungen ist ein Versuch mit *Parazentese* und Ersatz des verlorengegangenen Eiweißes durch *Albumingabe* (6–10 g/l Aszites) denkbar. In dieser Situation stellt sich natürlich auch die Frage nach der Anlage eines *peritoneovenösen Shunts*. Eine kürzlich durchgeführte Untersuchung hat zeigen können, daß bei dieser Patientengruppe die Häufigkeit einer Aszitesmobilisation, die Zahl der Komplikationen und die Zahl von innerhalb eines Jahres stationär wieder aufgenommenen Patienten mit beiden Verfahren gleich waren. Allerdings war die absolute Zahl der Wiederaufnahmen in der

**Tabelle 55.** Vergleich von peritoneovenösem Shunt *(PVS)* und Paracentese mit Albumingabe. (The Spanish Group for the Study and Treatment of Ascites 1989)

|  | PVS (n = 48) | Parazentese (n = 42) |
|---|---|---|
| Aszitesmobilisation | 43 | 42 |
| Komplikationen | 16 | 11 |
| Wiederaufgenommene Patienten | 20 | 26 |
| Zahl der Wiederaufnahmen | 27 | 100[a] |
| Shuntokklusion (1 Jahr): 40% | | |
| Überleben unbeeinflußt! | | |

[a] $p < 0.001$

Parazentesegruppe sehr viel höher. Das Überleben war unbeeinflußt (Tabelle 55). Diese Befunde geben Anlaß zu der Überlegung, ob in der beschriebenen Situation bei Fehlen anderer Kontraindikationen dann nicht gleich ein peritoneovenöser Shunt implantiert werden sollte.

Greift man zur Parazentese, ist in der Folge zu prüfen, ob eine dauerhafte Behandlung mit Diuretika jetzt eine Aszitesreakkumulation vermeiden kann. Ist dies der Fall, wird man ebenfalls ambulant eine solche konservative Therapie durchführen. Ist die Diuretikagabe nach initialer Parazentese nicht wirksam und findet sich bei gespanntem Aszites bereits eine eingeschränkte Nierenfunktion und eine $FE_{Na}$ unter 0,1%, ist die Anlage eines peritoneovenösen Shunts sinnvoll. Hier wird in der Initialphase meist eine zusätzliche Diuretikagabe erforderlich sein, die dann aber ohne Risiken ist. Läßt sich der Aszites so therapieren, muß der Patient lediglich weiter kontrolliert werden, wobei insbesondere Bauchumfang und Gewicht überwacht werden müssen. In seltenen Fällen wird bei solchen Patienten bei entsprechender Grunderkrankung und Ausschluß verschiedener Kontraindikationen eine *Lebertransplantation* in Frage kommen, die bei Gelingen natürlich das Problem kausal löst.

Als Alternative zur Parazentese kommt nach neueren Befunden auch die extrakorporale Aszitesreinfusion in unmodifizierter oder modifizierter Form (Rhodiascit-Gerät) in Frage. Die Komplikationsrate dieses Verfahrens ist offenbar geringer als die der

**Tabelle 56.** Vergleich von Parazentese und Aszitesreinfusion. (Nach Smart u. Triger 1990)

|  | Parazentese/ Albumin (n = 20) | Ascites Reinfusion (n = 20) |
|---|---|---|
| Diurese induziert | 20% | 70% |
| Patienten mit Komplikationen | 40% | 20% |
| Anzahl der Komplikationen | 12 | 5 |
| Entlassen | 80% | 90% |
| Hospitalisationszeit (Tage) | 7 (2–21) | 11 (4–34) |

Parazentese, die Wahrscheinlichkeit, aszitesfrei zu bleiben, ist in etwa gleich, die Überlebenswahrscheinlichkeit unterscheidet sich nicht wesentlich. Zumindest im Vergleich zur wiederholten Parazentese ist das Verfahren billiger und zeitsparend (Tabelle 56). Derzeit erscheint für die breite Anwendung noch die *Einhaltung des Stufenschemas* sinnvoll. Die anhand der Kriterien in Abb. 56 angegebenen Möglichkeiten zur Abkürzung der Therapiedauer bedürfen noch weiterer Erfahrungen, um Verbindlichkeit zu erlangen. Abgesehen von der Basistherapie sollte die initiale Behandlung zur Zeit immer unter stationären Bedingungen erfolgen, da dann eine intensive Kontrolle möglich ist. Es ist allerdings denkbar, daß Patienten mit einer einmal erreichten negativen Natriumbalance unter einer milden Diuretikatherapie dann ambulant weiterbehandelt werden.

## 6.3 Komplikationen des Aszites

### 6.3.1 Spontane bakterielle Peritonitis

Die spontane bakterielle Peritonitis ist eine häufige Komplikation eines Aszites bei Leberzirrhose. Ihre Pathogenese ist vermutlich durch die reduzierte lokale Infektabwehr, Störungen der zellulären Funktion und durch die verminderte Konzentration von humoralen Faktoren begründet. Die Prognose ist generell schlecht. Bei frühzeitiger Erkennung und Fehlen anderer Komplikationen wie Nierenversagen oder progredientem Leberversagen überleben 30–50% der Patienten. Bei verspäteter Therapie, oder wenn gleichzeitig andere Komplikationen bestehen, beträgt die Überlebensrate nur noch 10–20 %. In der Regel handelt es sich um eine isolierte Keimspezies, die kultiviert werden kann. Dabei überwiegen meist die gramnegativen Enterobakterien (70%), nur in 10% der Fälle liegen Anaerobier vor. In verschiedenen Untersuchungen wurde die Konzentration von *Antibiotika* nach intravenöser Zufuhr im Aszites analysiert. Für praktisch alle Antibiotika mit einer geringen Eiweißbindung wurden ausreichende Konzentrationen im Aszites gefunden, in einigen Fällen waren diese sogar höher als im Serum. Unter verschiedenen Antibiotika (Tabelle 57) konnten gute Effekte bei Patienten mit SBP beobachtet werden. Dabei ist Metronidazol nur bei denjenigen Substanzen zusätzlich zu applizieren, die Anaerobier nicht vollständig erfassen. Vergleichende Untersuchungen liegen bislang nicht vor. Die Tatsache, daß die Gabe von Aminoglykosiden bei Patienten mit Leberzirrhose und Aszites eine engmaschige Überwachung der Nierenfunktion und auch die Bestimmung der Aminoglykosidkonzentration im Serum erfordert, macht diese Therapie impraktikabel. Empirisch hat sich eine Kombination von Cefotaxim und Metronidazol als gut wirksam erwiesen. Es können aber auch Imipenem, Piperacillin und Aztreonam verabreicht werden.

Ein Problem stellt die Tatsache dar, daß in der Regel bei Auftreten einer spontanen bakteriellen Peritonitis entweder gar kein

**Tabelle 57.** Wirksame Antibiotika bei spontaner bakterieller Peritonitis

| | |
|---|---|
| Aztreonam | (Azactam) |
| Cefotiam | (Spizef) |
| Piperacillin | (Pipril) |
| Metronidazol | (Clont)[a] |
| Cefotaxim | (Claforan)[a] |
| Imipenem | (Zienam) |
| Clindamycin | (Sobelin) |
| Intravenöse Gabe ist ausreichend, da Aszites- konzentration > Serumkonzentration | |

[a] Bevorzugte Kombination

Keim gezüchtet werden kann, sondern die Diagnose sich nur auf die erhöhte Neutrophilenzahl ( > 250/mm$^3$) stützt oder zumindest kein Antibiogramm vorliegt. In diesem Fall ist immer eine breite Kombination zu wählen, die den in 3.1 angegebenen häufigsten Erregern entspricht. Gleichzeitig sollte immer eine orale Gabe von *Norfloxacin* und *Lactulose* erfolgen, um das weitere Eintreten von Keimen aus dem Intestinum zu reduzieren.

Der Therapieerfolg läßt sich relativ einfach durch die Bestimmung der Neutrophilen im Aszites abschätzen. Während die initiale Neutrophilenzahl bei Patienten, die später überlebten, und solchen, die verstarben, gleich war, war das Ausmaß des prozentualen Abfalls in den ersten 48 h bei den später Überlebenden deutlich höher (Tabelle 58). Bei Erreichen einer Neutrophilenzahl im Aszites unter 250/mm$^3$ kann die Therapie beendet werden.

Bei Patienten, die einmal eine SBP-Attacke überstanden haben, findet sich eine sehr hohe Wahrscheinlichkeit von *Rezidiven*. So erkrankten innerhalb von 6 Monaten 43% und innerhalb von 12 Monaten 69% von 75 Patienten nach überstandener SBP an einem Rezidiv. Die Wahrscheinlichkeit eines Rezidivs steigt mit einem Gesamteiweiß im Aszites unter 1,0 und einer schlechten Leberfunktion. Vermutlich läßt sich auch anhand der Verminderung der Komplementfaktoren im Aszites eine schlechte Prognose vorhersagen. Die Durchführung einer wiederholten Parazentese erhöht das Risiko für das primäre Auftreten, aber auch für Rezidive. Von den erwähnten 75 Patienten, die eine SBP-Attacke überlebten, starben 79% innerhalb eines Jahres, davon 31% durch eine erneute Peritonitis (Tabelle 59).

**Tabelle 58.** Therapie-Effekt bei spontaner bakterieller Peritonitis. (Nach Fong et al. 1989)

|  | Überlebende Patienten | Gestorbene |
|---|---|---|
| Initiale Neutrophilenzahl [n/mm$^3$] | 6534 | 6688 |
| Abfall in 48 h [%] | 92 | 66 |
| Neutrophile < 250/mm$^3$ →Therapie-Ende! | | |

**Tabelle 59.** Rezidivrate der spontanen bakteriellen Peritonitis bei 75 Patienten. (Nach Titó et al. 1988)

| | |
|---|---|
| Rezidivwahrscheinlichkeit | 6 Monate: 43% <br> 12 Monate: 69% |
| Positive Vorhersage | Gesamteiweiß < 1,0 g/dl <br> Quick-Test < 45% |
| Sterblichkeit | 79% (31% durch SBP) |

Aus diesen Befunden ergibt sich die Begründung für eine *Rezidivprophylaxe* bei Patienten nach einer SBP-Attacke. Bislang ist hierzu die orale Gabe von *Norfloxacin* (400 mg/Tag) oder *Pipemidsäure* (800 mg/Tag) erprobt worden. Die Zahl der Rezidive konnte dadurch in einer Patientengruppe, die als eigene Kontrolle diente, von 3 auf 1 Rezidiv gesenkt werden. Es ist strittig, ob Patienten mit Leberzirrhose und Aszites sowie weiteren Risikofaktoren, wie einer verminderten Konzentration von Gesamteiweiß im Aszites, zur Vermeidung der ersten SBP-Attacke prophylaktisch mit Antibiotika behandelt werden sollen. Eine solche Maßnahme erscheint zumindest während einer Hospitalisation wegen anderer aufgetretener Komplikationen der Leberzirrhose sinnvoll, wie eine neuere Untersuchung zeigt (Abb. 57).

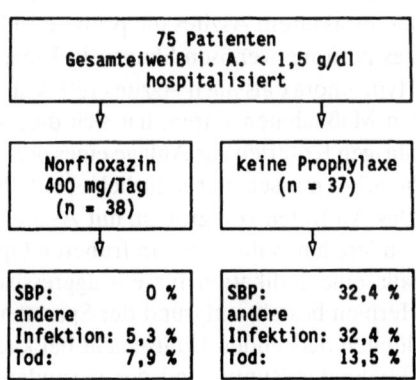

**Abb. 57.** Primärprophylaxe der spontanen bakteriellen Peritonitis (*SBP*) bei Patienten mit Leberzirrhose und Aszites. (Nach Soriano et al. 1989)

## 6.3.2 Andere Komplikationen des Aszites

Das Auftreten eines *Pleuraergusses* bei Aszites ist in der Regel durch Übertritt des Aszites durch Zwerchfellücken infolge des Druckgradienten zwischen Thorax und Bauchraum bedingt. Nur bei linksseitigen Pleuraergüssen wird häufiger eine andere Ätiologie gefunden (siehe 3.2). Normalerweise gelingt die Mobilisation des Pleuraergusses gemeinsam mit dem Aszites durch die oben beschriebene konservative Therapie. Da das Vorhandensein eines Pleuraergusses aber die gestörte Hämodynamik und die subjektive Beeinträchtigung des Patienten durch Atemnot bei Aszites wesentlich verstärken kann, ist hier häufiger eine therapeutische Punktion indiziert. Dabei ist aber zu berücksichtigen, daß das Ablassen des Pleuraergusses wegen der Verbindung zwischen Peritonealhöhle und Pleuraraum einer Parazentese entspricht. Demzufolge muß ähnlich wie bei der Parazentese bei Entnahme größerer Volumina ein entsprechender Eiweißersatz (6–10 g/l) erfolgen. Es wurde unter kontinuierlicher Drainage des Pleuraergusses auch ein vollständiges Verschwinden von Pleuraerguß und Aszites beobachtet. Hier ist natürlich ebenfalls an die entsprechende Eiweißsubstitution zu denken. Gleichzeitig sollte dann eine diuretische Therapie nach den oben angegebenen Richtlinien erfolgen.

In seltenen Fällen ist das Vorliegen eines *Hydrothorax* bei therapierefraktärem Aszites die primäre Indikation für die Anlage eines peritoneovenösen Shunts. In Einzelfällen, bei denen sowohl Hydrothorax als auch Aszites refraktär gegenüber konventionellen Maßnahmen waren, hat sich dieses Verfahren bewährt. Die übrigen Kriterien zur Anlage eines peritoneovenösen Shunts (siehe 6.2.4) müssen hier natürlich ebenfalls beachtet werden.

Das Auftreten von großen, mit Aszites gefüllten *Hernien*, insbesondere am Nabel oder an früheren Operationsnarben, ist ebenfalls eine Indikation für ein aggressives Vorgehen. Bei diesen Hernien besteht aufgrund der Spannung und der meist nur sehr dünnen deckenden Hautschicht bei kachektischen Patienten die Gefahr der Ruptur und der sekundären Infektion von Aszites und Peritoneum. Hier ist in der Regel bei Fehlen anderer Kontraindikationen primär eine Parazentese indiziert, wobei die

Richtlinien für die Parazentese beachtet werden müssen. Elektiv muß dann bei ausreichend günstiger Prognose bezüglich des Grundleidens ein *chirurgischer Verschluß* der Hernie erfolgen, damit es nicht anläßlich eines Aszitesrezidivs zur gefürchteten Ruptur und Infektion kommt.
Bei Patienten mit therapierefraktärem Aszites und Vorhandensein solcher Hernien ist auch an die Anlage eines *peritoneovenösen Shunts* zu denken, wobei dann in einer Sitzung die Implantation des Shuntsystems und die operative Korrektur der Hernie erfolgen sollten, um das bei diesen Patienten erhöhte Narkoserisiko zu vermindern.

## 6.4 Aszites bei malignen Erkrankungen

Die Prognose quoad vitam bei Vorliegen eines malignen Aszites, der meist mit einer Peritonealkarzinose einhergeht, ist in der Regel schlecht. Die Therapie hat daher wesentlich palliativen Charakter, trägt aber zur Besserung der Lebensqualität während der verbleibenden Lebensspanne bei, wenn sie erfolgreich ist. Im Gegensatz zu anderen Formen des Aszites ist eine Parazentese nicht mit einem wesentlichen Risiko bezüglich der Nierenfunktion verbunden. Hier sollte aber wegen der möglichen Verwachsungen und Adhäsionen die *Punktion* nur unter sonographischer Kontrolle erfolgen. Wenn die Parazentese infolge zu raschen Nachlaufens des Aszites in zu kurzen Abständen erforderlich ist, steigt das Risiko von Komplikationen (Proteinmangel, Infektion des Aszites). Von Interesse ist, daß die Überlebensrate von Patienten mit hohen Aszitesproteinkonzentrationen deutlich niedriger ist als bei niedrigen Konzentrationen. Eine befriedigende Erklärung für dieses Phänomen fehlt bislang. Eine diuretische Therapie des malignen Aszites ist in der Regel wenig erfolgreich. Um die Gefährdung und Belastung der Patienten gering zu halten, sollte auch die Therapie des malignen Aszites einem Stufenschema folgen.

## 6.4.1 Basistherapie und Parazentese

Grundsätzlich sollte geklärt werden, ob angesichts der Grundkrankheit eine systemische Therapie möglich und sinnvoll ist. Ist dies der Fall, muß selbstverständlich eine tumoradäquate Therapie erfolgen. Ist eine solche Therapie nicht möglich, ist primär zur Linderung der Beschwerden eine Parazentese angezeigt. Meist kommt es aber anschließend zu einem zunehmend schnelleren Nachlaufen des Aszites, und dies um so häufiger, je ausgeprägter der resultierende Eiweißmangel wird. In der Regel ist aber die Leberfunktion bei Patienten mit malignem Aszites erhalten und auch die Nierenfunktion nicht eingeschränkt, so daß es zu einer ausreichenden Nachproduktion von Eiweiß kommt, wenn die Parazentese nicht öfter als einmal wöchentlich erfolgen muß. Bei Patienten mit einer Lebenserwartung von bis zu einem Monat sollte ausschließlich die Parazentese durchgeführt werden.

## 6.4.2 Zytostatika und experimentelle Therapieformen

Bei einem schnell nachlaufenden Aszites, der häufigere Punktionen erfordert, müssen zusätzliche Therapiemittel eingesetzt werden, um den durch die Punktionen hervorgerufenen Eiweißverlust möglichst gering zu halten. Hier kommt der systemische oder insbesondere der intraperitoneale Einsatz von *Zytostatika* in Betracht. Durch bleibende Instillation von Zytostatika oder passageres Einbringen von Zytostatika, die dann wieder abgelassen werden, kann ein Nachlaufen des Aszites häufig gut beeinflußt werden. Die hämatologische Toxizität dieser Maßnahme ist gering. Eine Sklerosierung oder Verklebung wie bei der Therapie eines Pleuraergusses ist bei malignem Aszites allerdings nicht möglich. Verschiedene Substanzen sind erprobt worden, so beispielsweise von *Bleomycin* (60 mg) nach Ablassen oder Ultrafiltration des Aszites zur Vermeidung eines Eiweißverlustes. Die Ansprechrate liegt zwischen 30 und 60%. *Cytarabin* (2,0g über 6 h für 5 Tage) ergab ebenfalls eine Ansprechrate von etwa 50%.

Hingegen waren die Applikation von *Melphalan* und auch von *Doxorubicin* von geringerem Erfolg begleitet. Die Gabe von *5-Fluorouracil*, *Methotrexat* und *Thiotepa* war ebenfalls teilweise wegen Nebenwirkungen und teilweise wegen einer geringen Ansprechrate nicht erfolgreich. Hingegen hat die Applikation von *Interferon-β* und von *Mitoxantron* gute Ergebnisse erzielt (Tabelle 60).

Insgesamt kann bei etwa der Hälfte der Patienten mit nachlaufendem malignem Aszites durch chemotherapeutische Maßnahmen ein Sistieren erreicht werden. Die häufigere intraperitoneale Applikation von Medikamenten sollte durch semipermanente Katheter oder über einen permanenten Katheter mit subkutan implantiertem Port erleichtert werden.

**Tabelle 60.** Zytostatika zur intraperitonealen Therapie. (Nach Schäfer 1988)

| Zytostatikum | Anwendung | Ansprechrate | Bemerkungen |
|---|---|---|---|
| Doxorubicin (Adriamycin) | Instillation | 40% | Schmerzhafte sterile Peritonitis |
| Bleomycin | Instillation | 36–62% | Gute Verträglichkeit |
| Cisplatin | Intrakavitäre Therapie | 77% | Aufwendige Behandlung, Natriumthiosulfat-Protektion, hohe Kosten |
| 5-Fluorouracil | Instillation | 7% | Schmerzen bei 50% der Patienten |
| Interferon-β | Instillation | 57% | Abdominelle Schmerzen, Fieber und Stuhlverstopfung |
| Melphalan | Intrakavitäre Therapie | 7% | Myelosuppression dosisbegrenzend, gute Verträglichkeit |
| Mitoxantron | Intrakavitäre Therapie | 100% bei Ovarialkarzinom | Gute Verträglichkeit, hohe Kosten |
| Cytarabin | Intrakavitäre Therapie | 50% | Aufwendige Behandlung |

Eine weitere Möglichkeit zur palliativen Therapie stellt die intraperitoneale Applikation von *Radioisotopen*, wie radioaktivem Phosphor, Yttrium oder Gold, dar. Auch die Gabe von radioaktivem Jod, das an einen monoklonalen Antikörper von malignen Zellen exprimiertes Antigen, gekoppelt wurde, war bei 5 von 7 Patienten von einem Verschwinden des Aszites begleitet, während kein Effekt auf intraperitoneale solide Tumoren zu beobachten war. Schließlich wurde kürzlich mitgeteilt, daß die intraperitoneale Applikation von rekombinantem *Tumornekrosefaktor* ebenfalls eine sehr wirksame Therapie des Aszites darstellt. Die Injektion von rekombinantem *Interleukin 2* führte bei 2 von 7 Patienten zu einer bakteriellen Peritonitis, die gesamte Zytokinkaskade wurde aktiviert, und bei einigen Patienten wurde eine peritoneale Fibrose induziert.

### 6.4.3 Peritoneovenöser Shunt

Bei Patienten, die auf die genannten Maßnahmen nicht ansprechen, bietet sich schießlich die Anlage eines peritoneovenösen Shunts als palliative Maßnahme an. Die Mehrzahl der hierzu

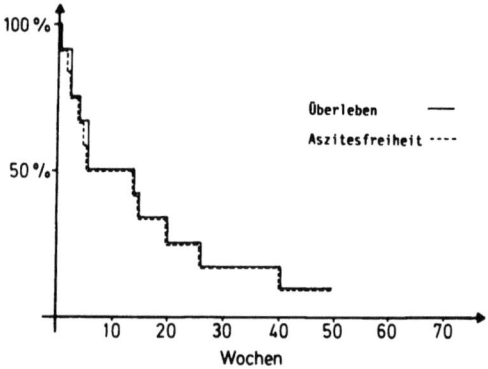

**Abb. 58.** Kumulative Wahrscheinlichkeit für Überleben und Aszitesfreiheit nach Anlage eines peritoneovenösen Shunts bei 13 Patienten mit malignem Aszites

vorliegenden Untersuchungen ergab in der Anfangsphase hohe Komplikationsraten und ebenfalls eine hohe Rate an Shuntverschlüssen. Neuere Untersuchungen, die die Erkenntnisse zur Pathophysiologie der Komplikationen berücksichtigen, zeigten, daß es zu keiner operationsbezogenen Letalität kam, die Shunts in der Regel unter Lokalanästhesie angelegt werden konnten und 75% der behandelten Patienten eine erhebliche subjektive Erleichterung empfanden. Von besonderer Bedeutung ist, daß sich die Kurven für Überleben und Aszitesfreiheit wiederum weitgehend decken (Abb. 58). Die *Komplikationen* des Verfahrens sind geringer als bei Patienten mit Leberzirrhose, da in der Regel bei Patienten mit malignem Aszites eine wesentlich bessere kompensatorische Kapazität des Gerinnungssystems existiert und außerdem die Plasminogenaktivität im Aszites meist über 0,7 CTA U/ml liegt. In einer vergleichenden Studie waren die Komplikationsraten bei Patienten mit Leberzirrhose deutlich höher als bei den Patienten mit malignem Aszites (Tabelle 61).

Selbstverständlich kommt es zur Verschleppung von Tumorzellen durch den Shunt. Hier können in Einzelfällen auch pulmonale Embolien auftreten. Autoptisch werden in aller Regel verschleppte Tumorzellnester gefunden, ohne daß diese als klinisch apparente Metastasen imponieren. Derzeit geht man davon aus, daß diese Tumorzellverschleppung keinen Einfluß auf die Überlebenszeit hat.

**Tabelle 61.** Komplikation des peritoneovenösen Shunts bei Patienten mit malignem und zirrhotischem Aszites. (Nach Kostroff et al. 1985)

|  | Zirrhose (n = 24) | Maligne Erkrankung (n = 31) |
|---|---|---|
| Gerinnungsstörung | 15 | 3 |
| GI-Blutung | 5 | 1 |
| Herzinsuffizienz | 4 | 4 |
| Nierenversagen | 5 | 1 |
| Leberversagen | 5 | 0 |
| Sepsis | 3 | 1 |
| Anderes | 8 | 4 |
| Gesamt | 45 | 14 |

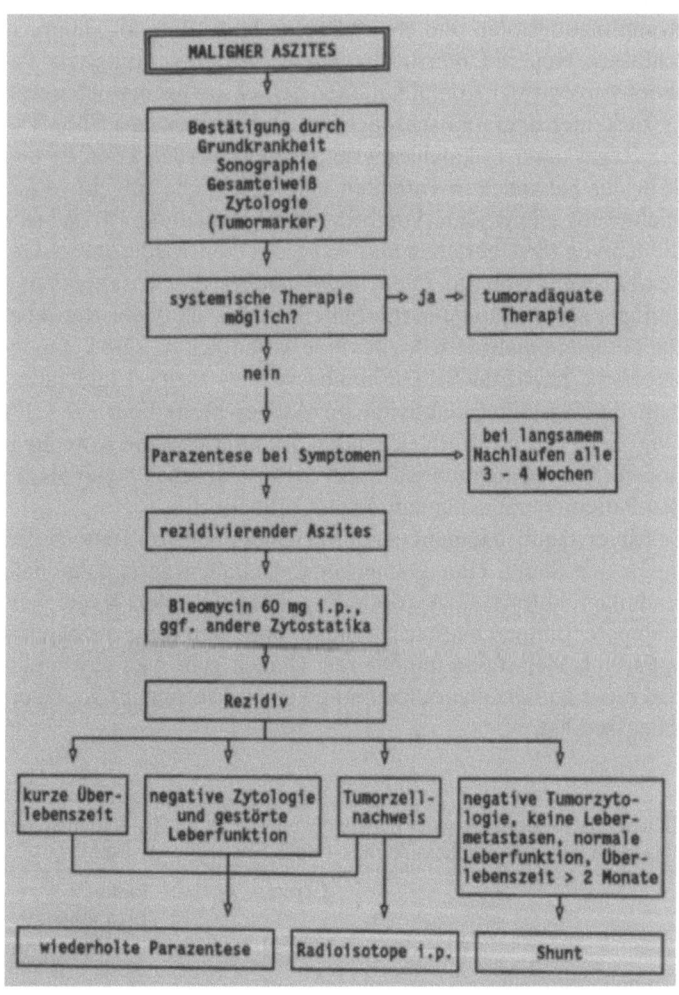

**Abb. 59.** Therapie des malignen Aszites. (Nach Schäfer 1988)

Insgesamt kann bei Beachtung der jeweiligen Kontraindikation bei einem großen Prozentsatz der Patienten mit nachlaufendem malignem Aszites durch den Einsatz der verschiedenen genannten Methoden eine Palliation erreicht werden (Abb. 59). Inwieweit experimentelle Ansätze wie die Gabe von Tumornekrosefaktor oder von aktivierten Makrophagen hier noch bessere Resultate erbringen können, bleibt abzuwarten.

## 6.5 Andere Aszitesformen

Der therapierefraktäre Aszites bei chronischen Dialysepatienten ist ein großes Problem. Das Auftreten dieses Aszites ist häufig mit einer erheblichen subjektiven Verschlechterung des Befindens verbunden. Auch eine *Intensivierung der Hämodialyse* und eine verschärfte Einschränkung der Flüssigkeitszufuhr vermögen nicht immer den Aszites zu kontrollieren. Die *Nierentransplantation* beseitigt den Aszites aber regelmäßig. Wenn dieses Verfahren nicht zur Anwendung kommen kann, und wiederholte Parazentesen in Kombination mit einer strikten Einschränkung der Flüssigkeitszufuhr und Ultrafiltration nicht erfolgreich sind, hat sich ebenfalls die Anlage eines *peritoneovenösen Shunts* bewährt. Dabei ist von besonderer Bedeutung, daß diese Patienten, da nur die Möglichkeit eines intermittierenden Flüssigkeitsentzugs gegeben ist, durch das überschießende Flüssigkeitsangebot nach Anlage des Shunts insbesondere in ihrer Kreislauffunktion gefährdet sind. Es liegt daher nahe, den Aszites intraoperativ weitgehend abzulassen, um dieser massiven Volumenüberlastung entgegenzuwirken. Im Intervall zwischen den Dialysen verschieben sich erhebliche Flüssigkeitsmengen in den Bauchraum, ohne daß sich der Füllungsdruck des Venensystems wesentlich verändert. Bei leichter Mobilisierung des Aszites unter der Dialyse sind Gewichtsentzug und Kreislaufreaktionen unproblematisch. Bei einzelnen Patienten mit nephrogenem Aszites wurde nach Anlage eines peritoneovenösen Shunts eine Gewichtsabnahme bis zu 15 oder 20 kg beschrieben. Der Bauchumfang nimmt dementsprechend ab. In der Regel verschwindet der Aszites, und die sekundären Symptome wie Mangelernährung und Kreislaufdysregulation verbessern sich. Die übrigen Komplikationen des Shunts mit Ausnahme der Gerinnungsstörung sind identisch mit den unter 6.2.4 angegebenen.

Der Aszites bei Patienten mit *Hypalbuminämie* läßt sich in der Regel durch Ausgleich der Albuminhomöostase behandeln. Der Aszites bei *Stärkeperitonitis* verschwindet nach längerer Zeit meist spontan. Ein infektiöser Aszites wird durch die Behandlung der Grunderkrankung in der Regel beseitigt. Das gleiche gilt für den Aszites bei *Hypothyreose* und bei *Mesenterialvenenthrombose,* wenn diese noch kurativ behandelt werden kann. Der Aszites bei Herzinsuffizienz wird ebenfalls durch die konservative Therapie effektiv behandelt, bei *Pericarditis constrictiva* sind aber häufig operative Maßnahmen erforderlich. Aszites bei Vorhandensein von Lebervenenklappen wird durch eine operative oder interventionelle radiologische Behandlung derselben therapiert.

Bei *Budd-Chiari-Syndrom* ist eine effektive Umleitung des Blutes um die Leber meist mit einem Verschwinden des Aszites korreliert. Ist diese Operation aus verschiedenen Gründen nicht möglich, ist die Anlage eines peritoneovenösen Shunts meist erfolgreich. Nach längerer Zeit kommt es zur Ausbildung von Kollateralen und rekanalisierten Abflüssen aus der Leber, so daß langfristig die peritoneovenösen Shunts wieder explantiert werden können. In Einzelfällen ist die Anlage eines peritoneovenösen Shunts wegen Aszites bei Zystenleber und anderen mechanischen Ursachen der Aszitesbildung beschrieben.

Bemerkenswert ist der Verlauf gelegentlich bei ausgeprägter *Überstimulation der Follikel* im Rahmen der Therapie einer Infertilität. Die massiven Flüssigkeitsmengen, die sich im Abdomen ansammeln können, wenn überstimulierte Riesenfollikel rupturieren, lassen sich durch rezidivierende Parazentesen behandeln. Dabei kommt es allerdings zu einem erheblichen Eiweißverlust, der durch Albuminsubstitution aufgefangen werden muß. Die Tatsache, daß bei allen Formen der rezidivierenden Parazentese auch andere Proteine depletiert werden, begründet die erhöhte Infektionsgefahr und auch den Abfall der Pseudocholesterinase im Serum, der dann oft fälschlicherweise als Zeichen einer Leberfunktionsstörung interpretiert wird.

Selten muß auch ein pankreatogener Aszites bei Kontraindikation gegenüber direkten chirurgischen Maßnahmen am Pankreas mit Hilfe eines peritoneovenösen Shunts behandelt werden. Gleiches gilt für andere seltene Ursache wie eine Hämolymphangiomatose, die gelegentlich zu persistierendem hämorrhagischem Aszites führt.

Die Behandlung des *chylösen Aszites* ist abhängig von der Ursache. Bei malignen Ursachen sollte primär natürlich die Therapie der Grunderkrankung im Vordergrund stehen. Gleichzeitig ist meist eine diätetische Therapie mit Gabe von mittelkettigen Triglyceriden, die nicht auf dem Lymphwege abtransportiert werden müssen, und einer fettarmen Diät sinnvoll. In Einzelfällen wurde auch eine total parenterale Ernährung durchgeführt. Häufig ist aber zusätzlich eine rezidivierende *Parazentese* erforderlich. Kommt es darunter zu einem Persistieren oder gar Fortschreiten des Aszites, ist ebenfalls die Anlage eines *peritoneovenösen Shunts* beschrieben worden, der sowohl bei Lymphangioleiomyomatose als auch bei Patienten nach abdomineller Aortenaneurysmaresektion erfolgreich war. In jedem Falle sollten die konservativen Möglichkeiten mit der oben genannten Diät und der wiederholten Parazentese vorher ausgeschöpft werden, da es bei Vorliegen eines chylösen Aszites gehäuft zu *Shuntverschlüssen* kommt. Die übrigen Komplikationen, insbesondere die Gerinnungsstörung treten auch bei dieser Aszitesform in der Regel nicht auf. Grundsätzlich muß immer erwogen werden, ob nicht eine sorgfältige Übernähung oder ein Verschluß der zerstörten Lymphgefäße, falls diese identifiziert werden können, vorgenommen werden sollte.

Die verschiedenen Formen des neonatalen Aszites werden in der Regel entsprechend der Grundkrankheit behandelt, vereinzelt sind aber auch bei Kindern mit Aszites schon Umleitungsoperationen wie die Anlage eines peritoneovenösen Shunts beschrieben worden.

## 6.6 Nierenversagen bei Leberzirrhose

### 6.6.1 Hepatorenales Syndrom

Das hepatorenale Syndrom ist potentiell reversibel, wie sich an der erfolgreichen Transplantation der Niere eines Spenders mit hepatorenalem Syndrom in einen lebergesunden Empfänger (Abb. 60) und an der erfolgreichen Therapie eines Patienten mit hepatorenalem Syndrom durch orthotope Lebertransplantation (Abb. 61) zeigen ließ. Die *Lebertransplantation* und die daraus resultierende Verbesserung der Leberfunktion stellt die einzige bislang gesicherte Therapie des hepatorenalen Syndroms dar, dessen Prognose insgesamt ungünstig ist. 1–13% der Patienten weisen eine spontane Remission auf. In den meisten Fällen ist eine obere

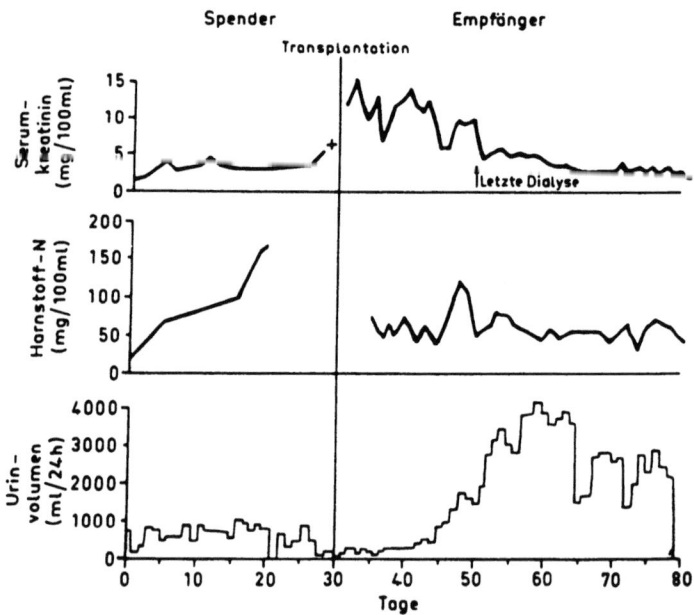

**Abb. 60.** Nierenfunktion nach Transplantation einer Niere von einem Patienten mit hepatorenalem Syndrom in einen lebergesunden Empfänger. (Nach Koppel et al. 1969)

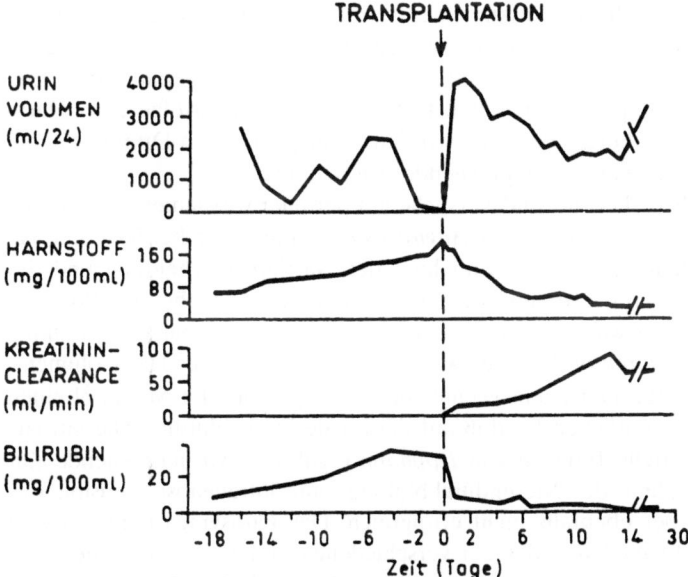

**Abb. 61.** Nierenfunktion nach Lebertransplantation bei hepatorenalem Syndrom. (Nach Iwatsuki et al. 1973)

gastrointestinale Blutung die Todesursache, während das Nierenversagen meistens indirekt für den letalen Ausgang verantwortlich ist. Insgesamt sind die therapeutischen Möglichkeiten aber deutlich eingeschränkt. Da den hämodynamischen Faktoren ebenso wie der Aktivierung vasokonstriktorischer und natriumretinierender Hormone eine wesentliche Rolle zugesprochen wird, sind verschiedene Versuche unternommen worden, pharmakologisch das Nierenversagen entweder durch eine Verbesserung der Hämodynamik oder durch Suppression aktivierter Hormonsysteme zu beheben.

### Medikamentöse Therapie

Die Gabe von Diuretika ist beim hepatorenalem Syndrom aus oben (siehe S. 34) angegebenen Gründen wenig erfolgreich. Der zusätzliche Einsatz eines Carboanhydrasehemmers (Acetazolamid) kann unter Umständen hier einen Erfolg bringen, diese Maßnahme ist aber mit einer hohen Rate von hepatischen Enzephalopathien behaftet. In Einzelfällen sind Erfolge einer Harnstoffdiurese berichtet worden. Prinzipiell bieten Diuretika somit wenig erfolgversprechende Ansatzpunkte.

Naheliegend sind Versuche mit peripher wirksamen Vasopressoren. Die Gabe von *Angiotensin II* führte nur bei 50% der Patienten zu einer Zunahme der Natriumausscheidung und der Clearance freien Wassers. Die intravenöse Gabe von Noradrenalin war noch weniger erfolgreich. Das Sympatikomimetikum *Metaraminol* führte zwar zu einer Zunahme des Harnvolumens, hatte aber ebensowenig wie Aminophillin oder Mannitol einen wesentlichen Einfluß auf die renale Durchblutung. Die intraarterielle Infusion von *Dopamin* ergab eine vorübergehende Zunahme der Nierendurchblutung, eine intravenöse Infusion war aber ebenfalls nicht erfolgreich. Das Parasympathomimetikum *Azetylcholin*, das bei verschiedenen anderen Formen des Nierenversagens wirksam ist, kann die renale Vasokonstriktion bei Patienten mit hepatorenalem Syndrom ebenfalls nicht beseitigen.

Eine Unterdrückung des Renin-Angiotensin-Aldosteron-Systems durch *Angiotensin II-Antagonisten* (Saralasin) oder *Hemmer des Angiotensin-converting-Enzyms* wurde ebenfalls versucht. Da die Aktivität dieses Systems bei diesen Patienten aber zur Erhaltung eines ausreichenden Blutdruckes erforderlich ist, führt dessen Ausschaltung zum Blutdruckabfall und eher zu einer Verstärkung des Nierenversagens (siehe S. 28). Umgekehrt wäre es denkbar, daß das hepatorenale Syndrom erst nach Versagen der kompensatorischen Funktion des RAAS-Systems auftritt. Dafür sprechen die sehr niedrigen Konzentrationen von *Reninsubstrat* bei diesen Patienten. Interessant ist, daß die Gabe von *Frischplasma* zu einer deutlichen Verbesserung der Nierenfunktion und insbesondere des renalen Plasmaflusses führte. Es wäre denkbar, daß die Zufuhr von Reninsubstrat dabei eine wesentliche Rolle spielt, da sich die Angiotensin-II-Produktion im Plasma von Patienten mit hepatorenalem Syndrom durch Zusatz normalen Plasmas dramatisch steigern ließ, nicht jedoch durch Zusatz von Renin (Tabelle 62). Die Zufuhr von Frischplasma führt zu einem deutlichen Anstieg der glomerulären Filtrationsrate und des renalen Plasmaflusses, nicht jedoch die Gabe von Angiotensin-II. Nach Rekompensation des RAAS war bei diesen Patienten dann die Anlage eines peritoneovenösen Shunts erfolgreich (Tabelle 63). Diese Befunde zeigen, daß mehrere Defekte sich offensichtlich überlagern, so beispielsweise ein Mangel an Reninsubstrat und eine Depletion an effektivem Volumen. Beide Defekte lassen sich durch die Gabe von Frischplasma beheben.

Die Gabe von $\alpha$-Rezeptorenblockern (Phentolamin) führte nicht zu wesentlichen Erfolgen, auch die Applikation von $\beta$-Blockern

**Tabelle 62.** Angiotensin-II-Bildung (ng/ml/h) im Plasma von Patienten mit hepatorenalem Syndrom. (Nach Cade et al. 1987)

| Patient | Plasma ohne Zusatz | Plasma + Renin | Plasma + Normalplasma |
|---|---|---|---|
| 1 | 1,4 | 1,3 | 18 |
| 2 | 2,5 | 2,5 | 23 |
| 3 | 0,8 | 0,9 | 29 |
| 4 | 3,7 | 3,3 | 12 |
| 5 | 1,3 | 2,0 | 18 |
| 6 | 2,8 | 3,0 | 9 |
| 7 | 0,1 | 0,0 | 21 |
| 8 | 0,0 | 0,0 | 37 |
| Mittelwert | 1,5 | 1,6 | 21 |

**Tabelle 63.** Veränderungen der Nierenfunktion nach Gabe von Frischplasma und späterer Anlage eines peritoneovenösen Shunts *(PVS)*. (Nach Cade et al. 1987)

| | Initial | Nach Frischplasma | Nach PVS |
|---|---|---|---|
| Kreatinin i. S. (mg/dl) | 5,0 ± 2,3 | 2,0 ± 0,6 | 0,6 ± 0,2 |
| $Cl_{Cr}$ (ml/min) | 7,7 ± 3,2 | 42,9 ± 19,9 | 93,7 ± 14,6 |
| Urinvolumen (l/d) | 0,1 ± 0,1 | 1,0 ± 0,4 | 6,4 ± 1,1 |
| $U_{Na}$ (meq/l) | 2,9 ± 3,3 | 52,5 ± 10,1 | 59,2 ± 31,9 |
| PAL (pg/ml) | 1790 ± 350 | 150 ± 50 | 70 ± 30 |
| Renaler Plasmafluß (ml/min) | 94,0 ± 12,0 | 308,0 ± 42,0 | 915,0 ± 108,0 |

war bei Patienten mit hepatorenalem Syndrom nicht von dauerhaftem Erfolg begleitet. Da der endogenen Prostaglandin E-Synthese in der Niere eine wichtige protektive Rolle zukommt (siehe S. 26), wurde versucht, durch *Prostaglandin*-Infusionen eine Zunahme der Nierendurchblutung und der Natriumelimination zu erzielen. Dies gelang aber nur bei Patienten mit einem noch vorhandenen renalen Plasmastrom von über 150 ml/min. Somit sind auch Prostaglandine nicht Mittel der Wahl beim hepatorenalen Syndrom.

Versuche mit *atrialem natriuretischem Peptid* ergaben ähnlich wie in der Behandlung des Aszites bislang keine eindeutig positiven Effekte. Diese Tatsache könnte damit erklärt werden, daß die Rezeptoren an der Niere vermindert sind, so daß ein Ansprechen auf ANP nicht zu erwarten ist. Der fehlende Effekt könnte aber auch darauf beruhen, daß die extreme Aktivierung der vasokonstriktorischen und natriumretinierenden Hormone selbst durch hohe ANP-Konzentrationen nicht ausreichend antagonisiert werden kann.

Vasopressin-Antagonisten wurden bislang nicht in klinischen Situationen eingesetzt, so daß hierzu keine Aussagen möglich sind. Interessant ist aber, daß die Gabe des Vasopressin-Analogons *Ornipressin* zu einer wesentlichen Steigerung des peripheren Gefäßwiderstandes und dadurch auch zu einer deutlichen Steigerung der renalen Funktion führte. Gleichzeitig wurde die Aktivität der natriumretinierenden Hormone in der Zirkulation reduziert (Tabelle 64). Dieses Verfahren hat sich auch in der routinemäßigen klinischen Anwendung bewährt.

**Tabelle 64.** Ornipressin bei dekompensierter Zirrhose. (Nach Lenz et al. 1989)

|  | Vor | Während | Nach |
|---|---|---|---|
|  | Ornipressininfusion (6 IU/h) | | |
| Systemischer Widerstand [dyn/s/cm$^3$] | 546 | 950 | 570 |
| $U_{Na}$ [mmol/2 h] | 10,7 | 21,6 | 16,0 |
| $U_{Vol}$ [ml/min] | 1,0 | 2,6 | 1,2 |
| NOR i. P. [ng/ml] | 1,7 | 0,9 | – |
| PRA [ng/ml/h] | 13,5 | 5,9 | – |

Schließlich wurde versucht, die Endotoxinämie, die als Mitursache der peripheren Vasodilatation angeschuldigt wurde, durch Gabe von Antibiotika (Polymyxin B) oder durch Paromomycin zu reduzieren. Diese Maßnahme gemeinsam mit der Gabe von Lactulose stellt sicher eine unterstützende, aber keine allein effiziente therapeutische Maßnahme dar.

Insgesamt ist bezüglich der konservativen Therapie festzustellen, daß bislang lediglich die Gabe von Frischplasma und die Applikation des Vasopressin-Analogons Ornipressin therapeutische Erfolge gezeigt haben, die eine weitere systematische Anwendung und Untersuchung dieser Therapiekonzepte rechtfertigen. Die Ornipressin-Gabe muß dann kontinuierlich mit einer Dosis von 3–6 IU/h über ein Perfusorsystem erfolgen.

**Chirurgische Therapie**

Selten wird nach Parazentese mit Ablassen von bis zu 5 l Aszites eine Besserung der Nierenfunktion beobachtet. Dieser Effekt läßt sich eventuell über eine Abnahme des antidiuretischen Hormons (Tabelle 31) erklären, da es vermutlich zu einer besseren Herzauswurfleistung durch den verbesserten Rückstrom zum Herzen kommt. Systematische Untersuchungen zu diesem Effekt liegen bislang nicht vor, und die Tatsache, daß ein Nierenversagen bei Patienten mit Leberzirrhose durch eine Parazentese auch auszulösen ist, sprechen gegen eine weite Anwendung dieses Prinzips.

Von besonderem Interesse sind Mitteilungen, die zeigen, daß die Anlage eines *portokavalen Shunts* zur Rückbildung eines bestehenden hepatorenalen Syndroms führen kann. Diese Ergebnisse wurden von anderer Seite aber bestritten, zudem wurde berichtet, daß die Anlage eines solchen Shunts erst zu einem hepatorenalen Syndrom führen kann. Aufgrund der erwähnten Vorstellung zur Pathophysiologie (siehe S. 35) ist der Wirkungsmechanismus eines portosystemischen Shunts in diesem Zusammenhang auch unklar. Die Annahme eines durch die Leber zu inaktivierenden Faktors als wesentlich für die Pathogenese des hepatorenalen Syndroms ist mit dieser Therapie nicht zu vereinbaren. Tatsächlich führt die Anlage eines portokavalen Shunts zu einer erheblichen Steigerung des Plasmavolumens und des Herzzeitvolumens, was den Effekt in Einzelfällen erklären könnte. Auch die Anlage eines *peritoneovenösen Shunts* wurde von verschiedenen Autoren als wirksam in der Behandlung des hepatorenalen Syndroms beschrieben. In der Mehrzahl dieser Fälle sind die Kriterien eines hepatorenalen Syndroms aber nicht hinreichend dokumentiert. Da dieses Syndrom ja gerade durch das fehlende Ansprechen auf ein Volumenexpansionsmanöver charakterisiert ist, erscheint ein Effekt des peritoneovenösen Shunts in dieser Situation auch unwahrscheinlich. Es wäre lediglich denkbar, daß dabei aus dem Aszites Substanzen in die Zirkulation gelangen, die ähnlich wie bei der Gabe von Frischplasma notwendiges Substrat für eine Rekompensation der dekompensierten Hämodynamik sind. Hierfür gibt es bislang keine eindeutigen Anhaltspunkte.

Der Definition des hepatorenalen Syndroms entsprechend führt auch die *Immersion* im Wasserbad, die eine Umverteilung des Plasmavolumens mit resultierender Zunahme der Harnvolumina sowie der Natriumausscheidung bei Patienten mit Aszites und Leberzirrhose induzieren kann, bei Patienten mit hepatorenalem Syndrom in der Regel nicht zum Erfolg. Auch *Dialyseverfahren* sind aus verständlichen Gründen nicht therapeutisch wirksam.

Trotz der oben angedeuteten Erfolge einzelner Verfahren ist die Therapie des hepatorenalen Syndroms bislang unbefriedigend. Prinzipiell ist die Verbesserung der Leberfunktion nur durch eine erfolgreiche Lebertransplantation möglich. Die Gabe von bestimmten Vasopressoren und von Frischplasma, das Reninsub-

**Tabelle 65.** Behandlung des hepatorenalen Syndroms

| | Wirksamkeit |
|---|---|
| Verbesserung der Leberfunktion (Lebertransplantation) | Gut |
| Vasopressoren (Ornipressin) | Möglich |
| Frischplasma (Reninsubstrat) | Möglich |
| Portosystemischer Shunt | Fraglich |
| Peritoneovenöser Shunt | Fraglich |
| Alle anderen Medikamente oder Verfahren | Keine |

strat enthält, sollte weiter untersucht werden. Es ist zu bezweifeln, daß die Anlage eines portosystemischen oder eines peritoneovenösen Shunts tatsächlich längerwirkende therapeutische Erfolge erbringt. Alle übrigen bislang versuchten Verfahren sind ohne wesentlichen therapeutischen Erfolg geblieben (Tabelle 65).

### 6.6.2 Pseudohepatorenales Syndrom

Im Gegensatz zur Situation beim hepatorenalen Syndrom lassen sich die verschiedenen, unter dem Begriff des pseudohepatorenalen Syndroms zusammengefaßten Formen des Nierenversagens bei Patienten mit Aszites und Leberzirrhose besser behandeln. Von elementarer Bedeutung ist die *Differenzierung* in die verschiedenen Formen *des Nierenversagens* (Abb. 22). In jedem Fall ist bei Nierenfunktions- und Kreislaufparametern, die ein prärenales Nierenversagen widerspiegeln, der Versuch einer *Volumenauffüllung*, sei es als Infusionstherapie oder als akute Aszitesretransfusion, gerechtfertigt. Schließlich macht diese Therapie die definitive Unterscheidung zwischen echtem und pseudohepatorenalem Syndrom ex juvantibus möglich. In der Folge läßt sich dann bei Diagnose eines prärenalen Zustandes mittels Volumenexpansion das Nierenversagen behandeln. Bei Patienten ohne Aszites bietet sich die Volumenrepletion mittels Infusion von eiweißhaltigen Kochsalzlösungen an. Bei Vorliegen von größeren Aszitesvolumina ist die extrakorporale Aszitesreinfusion eine geeignete Maßnahme. Inwieweit hier neben der Volumenwiederauffüllung die Infusion bislang nicht näher definierter vasoaktiver Substanzen eine Rolle spielt, ist offen. In jedem Fall sind eine Diuretikatherapie, die Infusion von Kochsalz und die Gabe von nichtsteroidalen Antiphlogistika oder nephrotoxischen Antibiotika unverzüglich einzustellen (Tabelle 66).
Bei Vorliegen einer tubulären Nekrose und hinreichend günstiger Prognose bezüglich der Grunderkrankung ist zweifelsohne eine *Dialysetherapie* indiziert, da das pseudohepatorenale Syndrom bei Besserung der Leberfunktion oder bei Absetzen der häufig ia-

**Tabelle 66.** Therapie des Nierenversagens bei Leberzirrhose

| | |
|---|---|
| Therapie | Diuretika absetzen |
| | Kochsalz- (und Wasser-)Restriktion |
| | Versuch der Volumenexpansion |
| | Dopamin/Theophyllin |
| | Ornipressin |
| | Peritoneovenöser Shunt |
| | (Lebertransplantation) |
| Cave | Keine hochdosierten Diuretika! |
| | Keine Kochsalzinfusion! |
| | Keine nichtsteroidalen Antiphlogistika! |

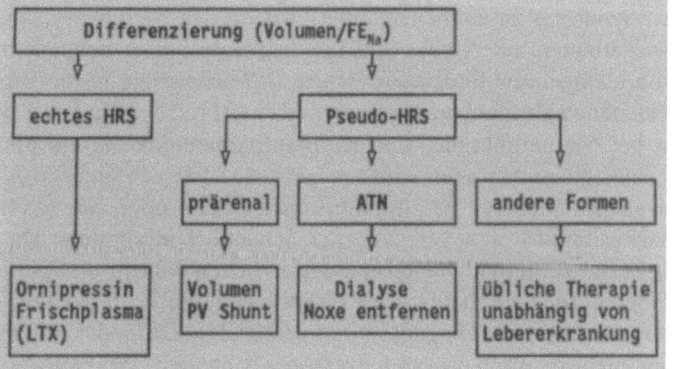

**Abb. 62.** Behandlung des Nierenversagens bei Leberzirrhose. (*ATN* akut-tubuläre Nekrose, *HRS* hepatorenales Syndrom)

trogenen Noxe reversibel ist. Hierzu sind allerdings Zeiträume von mehreren Wochen erforderlich, die überbrückt werden müssen. Zur Überbrückung hat sich auch die kontinuierliche arteriovenöse Ultrafiltration bewährt.

Die übrigen Formen des pseudohepatorenalen Syndroms (Tabelle 8) werden unabhängig von der Lebererkrankung wie üblich behandelt (Abb. 62).

## 6.7 Zukünftige Therapieformen

Aufgrund der gewandelten Vorstellung über die Pathogenese des Aszites bei Leberzirrhose ergeben sich einige denkbare *Entwicklungen* auf diesem therapeutischen Sektor.

Zur Therapie der peripheren Vasodilatation wäre einerseits die Gabe von Antagonisten der Mediatoren, die diese verursachen, denkbar. Ob beispielsweise die Gabe von Antagonisten des plättchenaktivierenden Faktors (PAF) in Zukunft eine Rolle spielen kann, ist aber absolut offen. Die Gabe von *Vasopressoren*, die die renale Durchblutung nicht verschlechtern, wäre ebenfalls eine denkbare Möglichkeit. Hier sind Befunde zur Wirkung von Ornipressin bei Patienten mit eingeschränkter Nierenfunktion als erster Hinweis erkennbar. Wünschenswert wäre aber natürlich, früher in den Ablauf der pathophysiologischen Vorgänge einzugreifen und bereits die Entstehung der verantwortlichen Mediatoren, die in ihrer Mehrzahl allerdings noch nicht genau definiert sind, zu verhindern, oder deren fehlenden Abbau zu kompensieren.

**Tabelle 67.** Behandlungsverfahren in Erprobung oder noch zu erproben. (Ergänzt nach Groß 1989)

| | | |
|---|---|---|
| I | Periphere Widerstandverminderung | |
| | Angiotensin II | ⊖ |
| | Prostaglandininhibitoren | ⊖ |
| | Noradrenalin | ⊖ |
| | Noradrenalin und Wasserimmersion | (+) |
| | Ornipressin | (+) |
| | PAF-Antagonisten | ? |
| | Reninsubstratzufuhr | ? |
| II | Renale Durchblutung | |
| | Thromboxan-Antagonisten | ⊖ |
| | ACE-Inhibitoren | ⊖ |
| | Phentolamin | ⊖ |
| | Propranolol | ⊖ |
| | Atriales natriuretisches Peptid | ⊖ |
| | Dopamin | ? |
| | Prostaglandine | ? |

⊖ = bisherige Resultate negativ
(+) = bisherige Resultate positiv
? = Ergebnisse widersprüchlich oder offen

Die Gabe direkt natriuretisch wirkender Substanzen hat bislang enttäuscht. Ob orale Analoga des *atrialen natriuretischen Peptids* mit entsprechend längeren Halbwertszeiten therapeutische Alternativen bieten, ist derzeit nicht definitiv geklärt, aber wenig wahrscheinlich (Tabelle 67). Die Entwicklung besserer Diuretikakombinationen mit Verminderung der Nebenwirkungshäufigkeit und Verbesserung der Wirksamkeit ist aufgrund der pathogenetischen Vorstellungen vermutlich ebenfalls limitiert. Hier sind die Resultate, die mit den im Stufenschema für die Therapie erwähnten Kombinationen erreicht wurden, wohl nur schwer zu verbessern.

Die Beherrschung der Komplikationen nach Anlage eines dauerhaften peritoneovenösen Shunts und technische Verbesserungen, die die Verschlußrate der Shunts vermindern sollen, lassen es möglich erscheinen, daß dieses operative Verfahren weiter an Raum gewinnt. Grundsätzlich bleibt zu hoffen, daß die Ursachen für die Ausbildung einer Leberzirrhose besser kontrolliert werden können und daß für die verbleibenden Patienten häufiger eine Lebertransplantation zur Verfügung steht.

# Literatur

Angeli P, Gatta A, Caregaro L et al. (1990) Tubular site of renal sodium retention in ascitic liver cirrhosis evaluated by lithium clearance. Eur J Clin Invest 20: 111–117

Aramaki T, Katsuta Y, Satomura K et al. (1988) Effects of spironolactone on hepatic and systemic hemodynamics in liver cirrhosis without ascites. Gastroenterol Intern 1 [Suppl 1]: 1056

Arroyo V, Epstein M, Gallus G, Gentilini P, Ring-Larsen H, Salerno F (1989) Refractory ascites in cirrhosis: mechanism and treatment. Gastroenterol Intern 2: 195–207

Bard C, Lafortune M, Breton G (1986) Ascites: Ultrasound guidance or blind paracentesis? Can Med Assoc J 135: 209–210

Berkowitz HD, Miller LD, Rosato E (1974) Renin substrate depletion in the hepatorenal syndrome. N Engl J Med 290: 461

Bertoglio S, Melioli G, Baldini E et al. (1989) Intraperitoneal infusion of recombinant interleukin-2 in malignant ascites in patients with gastrointestinal and ovarian cancer. AMA 16: 81–83

Beutler JJ, Koomans HA, Rabelink RJ, Caillard CA, van Hattum J, Boer P, Mees EJD (1989) Blunted natriuretic response and low blood pressure after atrial natriuretic factor in early cirrhosis. Hepatology 10: 148–153

Biagini JR, Belghiti J, Fekete F (1986) Prevention of coagulopathy after placement of peritoneovenous shunt with replacement of ascitic fluid by normal saline solution. Surg Gyn Obstet 163: 315–318

Billmann P, Schölmerich J, Wilms H (1983) Die Funktionsuntersuchung des peritoneovenösen Shuntsystems. Fortschr Röntgenstr 138: 288–291

Billmann P, Volk BA, Schölmerich J, Hasler K, Wilms H (1986) Lokale Lysetherapie bei thrombotischen Komplikationen des peritoneo-venösen Shunts. Z Gastroenterol 24: 426–429

Blendis LM, Harrison JE, Russell DM, Miller C, Taylor BR, Greig PD, Langer B (1986) Effects of peritoneovenous shunting on body composition. Gastroenterology 90: 127–134

Bories P, Compean DG, Michel H et al. (1986) The treatment of refractory ascites by the LeVeen shunt. A multi-centre controlled trial (57 patients). J Hepatol 3: 212–218

Burmeister P, Schölmerich J, Diener W, Gerok W (1986) Renin, aldosterone, and arginine vasopressin in patients with liver cirrhosis – the influence of ascites retransfusion. Eur J Clin Invest 16: 117–123

Cade R, Wagemaker H, Vogel S et al. (1987) Hepatorenal syndrome. Studies of the effect of vascular volume and intraperitoneal pressure on renal and hepatic functon. Am J Med 82: 427–438

Cahill CJ, Pain JA, Bailey ME (1987) Bile salts, endotoxin and renal function in obstructive jaundice. Surg Gyn Obstet 165: 519–522

Campbell PJ, Grieg PD, Blendis LM (1989) Renin-aldosterone axis in refractory hepatic ascites. Characterization of the response of the axis to both the acute and long-term effects of peritoneovenous shunting. Can J Gastroenterol 3: 103–110

Carr JM (1989) Disseminated intravascular coagulation in cirrhosis. Hepatology 10: 103–110

Claria J, Jiménez W, Arroyo V et al. (1989) Blockade of the hydroosmotic effect of vasopressin normalizes water excretion in cirrhotic rats. Gastroenterology 97: 1294–1299

Colli A, Buccino G, Cocciolo M, Parravicini R, Mariani F, Scaltrini G (1986) Diagnostic accuracy of fibronectin in the differential diagnosis of ascites. Cancer 58: 2489–2493

Conn HO (1977) Diuresis of ascites: Fraught with or free from hazard. Gastroenterology 73: 619–621

Conn HO (1985) The paracentesis pendulum. Hepatology 5: 521–522

Decaux G, Mols P, Cauchi P, Delwiche F (1985) Use of urea for treatment of water retention in hypo-natraemic cirrhosis with ascites resistant to diuretics. Br Med J 290: 1782–1783

Descos L, Gauthier A, Levy VG, Michel H, Quinton A, Rueff B, Fermanian J, Fombonne E, Durbec JP (1983) Comparison of six treatments of ascites in patients with liver cirrhosis. A clinical trial. Hepatogastroenterol 30: 15 – 20

Epstein M (1986) The sodium retention of cirrhosis: A reappraisal. Hepatology 6: 312–315

Fernandez-Seara J, Prieto J, Quiroga J et al. (1989) Systemic and regional hemodynamics in patients with liver cirrhosis and ascites with and without functional renal failure. Gastroenterology 97: 1304–1312

Fine LG, Sakhrani LM (1983) Toward a physiological definition of the hepatorenal syndrome. In: Epstein M (ed) The kidney in liver disease. Elsevier, New York, pp 107–117

Fogel MR, Sawhney VK, Neal EA, Miller RG, Knauer CM, Gregory PB (1981) Diuresis in the ascitic patient: A randomized controlled trial of three regimens. J Clin Gastroenterol 3 [Suppl 1]: 73–80

Fong TL, Akriviadis EA, Runyon BA, Reynolds TB (1989) Polymorphonuclear cell count response and duration of antibiotic therapy in spontaneous bacterial peritonitis. Hepatology 9: 423–426

Franco D, Labianca M, Smadja C, Fragoso J, Halabi S (1988) Titanium catheter tip for peritoneovenous shunts. Artif Organs 12: 81–82

Fulenwider JT, Galambos JD, Smith RB, Henderson JM, Warren D

(1986) LeVeen vs Denver peritoneovenous shunts for intractable ascites of cirrhosis. Arch Surg 121: 351–355

Fuller RK, Khambatta PB, Gobezie GC (1977) An optimal diuretic regimen for cirrhotic ascites. JAMA 237: 972–975

Garrison RN, Kaelin LD, Heuser LS, Galloway RH (1986) Malignant ascites. Clinical and experimental observations. Ann Surg 203: 644–651

Gauthier A, Levy VG, Quinton A et al. (1986) Salt or no salt in the treatment of cirrhotic ascites: A randomized study. GUT 27: 705–709

Gentile S, Angelico M, Bologna E, Capocaccia L (1989) Clinical, biochemical, and hormonal changes after a single large-volume paracentesis in cirrhosis with ascites. Am J Gastroenterol 84: 279–284

Gentilini P, Laffi G (1989) Renal functional impairment and sodium retention in liver cirrhosis. Digestion 43: 1–32

Gerbes AL, Remien J, Jüngst D, Sauerbruch T, Paumgartner G (1986) Evidence for down-regulation of beta-2-adrenoceptors in cirrhotic patients with severe ascites. Lancet 1: 1409–1411

Gerbes AL, Vollmar AM, Xie Y, Arendt RM (1988) Presence of the atrial natriuretic factor (ANF) in human ascitic fluid. Life Sciences 43: 1517–1521

Gerbes AL, Wernze H, Arendt RM, Riedel A, Sauerbruch T, Paumgartner G (1989) Atrial natriuretic factor and renin-aldosterone in volume regulation of patients with cirrhosis. Hepatology 9: 417–422

Gerbes AL, Jüngst D, Xie Y, Permanetter W, Paumgartner G (1991) Ascitic fluid analysis for the differentiation of malignancy related and non malignant ascites: proposal of a diagnostic sequence. Cancer, in Druck

Gerbes AL, Vollmar AM, Thibault G, Arendt RM, Cantin M, Paumgartner G (1990) Different behaviour of the N-terminal and C-terminal fragment of proatrial natriuretic factor in plasma of healthy subjects as well as of patients with cirrhosis. Scand J Clin Lab Invest 50: 195–198

Gerok W (1986) Biotransformation von Diuretika bei Leberkrankheiten. In: Knauf H, Mutschler E (eds) Diuretika. Prinzipien der klinischen Anwendung. Urban & Schwarzenberg, München, S 73–108

Gerok W, Schölmerich J (1990) Aszites – Diagnostik und Therapie. In: Gerok W, Hartmann F, Mertelsmann R, Philipp T, Schuster HP, Sybrecht GW (Hrsg) Klinik der Gegenwart. Bd IV, 3.Urban & Schwarzenberg, München, S 1–22

Gilbert A, Lereboullet P (1901) Des urines retardées (opsiurie) dans les cirrhoses. C R Soc Biol 53: 276–283

Ginés P, Arroyo V, Quintero E et al. (1987) Comparison of paracentesis and diuretics in the treatment of cirrhosis with tense ascites. Results of a randomized study. Gastroenterology 93: 234–241

Ginés P, Titó L, Arroyo V et al. (1988) Randomized comparative study of therapeutic paracentesis with and without albumin in cirrhosis. Gastroenterology 94: 1493–1502

Govindarajan S, Nast CC, Smith WL, Koyle MA, Daskalopoulos G, Zipser RD (1987) Immunohistochemical distribution of renal prostaglandin endoperoxide synthase and prostacyclin synthase: diminished endoperoxide synthase in the hepatorenal syndrome. Hepatology 7: 654–659

Grange JD, Amiot X, Grange V, Gutmann L, Biour M, Bodin F, Poupon R (1990) Amoxicillin-clavulanic acid therapy of spontaneous bacterial peritonitis: a prospective study of twenty-seven cases in cirrhotic patients. Hepatology 11: 360–360

Gross P, Wichmann A, Sieg A (1989) Diuretikaresistenz bei Leberzirrhose: Pharmakologische Behandlungsansätze. Klin Wochenschr 67: 790–792

Häussinger D, Kaiser S, Stehle T, Gerok W (1986) Liver carbonic anhydrase and urea synthesis. The effect of diuretics. Biochem Pharmacol 35: 3317–3322

Helwig FC, Schütz CB (1932) A liver kidney syndrome. Clinical, pathological and experimental studies. Surg Gynecol Obstet 55: 570–580

Henderson JM, Stein SF, Kutner M, Wiles MB, Ansley JD, Rudman D (1980) Analysis of 23 plasma proteins in ascites. The depletion of fibrinogen and plasminogen. Ann Surg 192: 738–742

Henriksen JH, Bendtsen F, Sørensen TIA, Stadeager C, Ring-Larsen H (1989) Reduced central blood volume in cirrhosis. Gastroenterology 97: 1506–1513

Herzog P, Walther C, Holtermüller KH (1987) Natriumgehalt flüssiger Antacidum-Präparate. Dtsch Med Wochenschr 112: 302–304

Hobar PC, Turner WW, Valentine RJ (1987) Successful use of the Denver peritoneovenous shunt in patients with nephrogenic ascites. Surgery 101: 161–164

Huber K, Wojta J, Kirchheimer JC, Ermler D, Binder BR (1988) Plasminogen activators and plasminogen activator inhibitor in malignant and non-malignant ascitic fluid. Eur J Clin Invest 18: 595–599

Huber M, Kästner S, Schölmerich J, Gerok W, Keppler D (1989) Analysis of cysteinyl leukotrienes in human urine: Enhanced excretion in patients with liver cirrhosis and hepatorenal syndrome. Eur J Clin Invest 19: 53–60

Iwatsuki S, Popovtzer MM, Corman JL, Ishikawa M, Putnam CW, Katz FH, Starzl TE (1973) Recovery from „hepatorenal syndrome" after orthotopic liver transplantation. N Engl J Med 289: 1155–1159

Jüngst D, Gerbes AL, Martin R, Paumgartner G (1986) Value of ascitic lipids in the differentiation between cirrhotic and malignant ascites. Hepatology 6: 239–243

Kanel GC, Peters RL (1984) Glomerular tubular reflux – A morphologic renal lesion associated with the hepatorenal syndrome. Hepatology 4: 242–246

Kao HW, Rakov NE, Savage E, Reynolds TB (1985) The effect of large volume paracentesis on plasma volume – a cause of hypovolemia? Hepatology 5: 403–407

Keller E, Hoppe-Seyler G, Mumm R, Schollmeyer P (1981) Influence of hepatic cirrhosis and end-stage renal disease on pharmacokinetics and pharmacodynamics of furosemide. Eur J Clin Pharmacol 20: 27–33

Keppler D, Huber M, Baumert T (1988) Leukotrienes as mediators in diseases of the liver. Semin Liver Dis 8: 357–366

Klein CP (1985) Spironolacton in der Behandlung der portalen Hypertonie bei Lebercirrhose. Ein neues Wirkungsprinzip? Dtsch Med Wochenschr 110: 1774–1776

Knauf H, Missmahl M, Schölmerich J, Gerok W, Mutschler E (1987) Altered kinetics of etozolin/ozolinone in hepatic cirrhosis. Drug Res 37: 1385–1388

Knauf H, Wenk E, Schölmerich J, Goerg KJ, Leser H-G, Gerok W (1990) Prediction of diuretic mobilization of cirrhotic ascites by pretreatment fractional sodium excretion. Klin Wochenschr 68: 545–551

Knauf H, Gerok W, Mutschler E, Schölmerich J, Spahn H, Wietholtz H (1990) Xipamide disposition in liver cirrhosis. Clin Pharmacol Ther 48: 628–632

Koppel MH, Coburn JW, Mims MM, Golstein H, Boyle JD, Rubini ME (1969) Transplantation of cadaveric kidneys from patients with hepatorenal syndrome. Evidence for the functional nature of renal failure in advanced liver disease. N Engl J Med 280: 1367–1371

Kostroff KM, Ross DW, Davis JM (1985) Peritoneovenous shunting for cirrhotic versus malignant ascites. Surg Gyn Obstet 161: 204–208

Laffi G, Pinzani M, Meacci E et al. (1989) Renal hemodynamic and natriuretic effects of human atrial natriuretic factor infusion in cirrhosis with ascites. Gastroenterology 96: 167–177

Lai KN, Leung JWC, Cheng PNM, Lai F M-M (1987) Palliative treatment of malignant ascites by intraperitoneal bleomycin after dialytic ultrafiltration with haemofilter. Gastroenterol Hepatol 2: 467–472

Le Veen HH, Christoudias G, Moon IP, Luft R, Falk G, Grosberg S (1974) Peritoneo-venous shunting for ascites. Ann Surg 180: 580–591

Lenz K, Hörtnagl H, Bruml W, Grimm G, Laggner A, Schneeweisz B, Kleinberger G (1989) Beneficial effect of 8-ornithin vasopressin on renal dysfunction in decompensated cirrhosis. Gut 30: 90–96

Leonhardt A, Schmidt W, Wille L (1987) Fetaler und neonataler Aszites: Bericht über 15 Fälle und Literaturübersicht. Klin Pädiat 199: 9–14

Lieberman FL, Denison EK, Reynolds TB (1970) The relationship of plasma volume, portal hypertension, ascites, and renal sodium retention in cirrhosis: The overflow theory of ascites formation. Ann NY Acad Sci 170: 202–212

Martini GA, Rausch-Stroomann JG (1959) Das Hyponatriämiesyndrom nach kochsalzfreier Kost, erzwungener Diurese und/oder Ascitespunktion bei chronischer Leberinsuffizienz. Klin Wochenschr 37: 385–394

Mauer K, Manzione NC (1988) Usefulness of serum-ascites albumin difference in separating transsudative from exudative ascites. Another look. Dig Dis Sci 33: 1208–1212

McHutchison JG, Pinto PC, Reynolds TB (1989) Rapid reaccumulation of ascites after large volume paracentesis (LVP): Its relationship to intravascular volume. Hepatology 10: 588

Medina JF, Prieto J, Guarner F, Quiroga J, Milazzo A (1986) Effect of spironolactone on renal prostaglandin excretion in patients with liver cirrhosis and ascites. J Hepatol 3: 206–211

Meinertz T, Kasper W, Löhr-Schwaab S, Brambs HJ, Gerok W, Schölmerich J (1989) Percutaneous recanalization and dilatation of a thrombotically occluded superior vena cava in a patient with a peritoneovenous shunt. J Hepatol 9: 91–94

Mortensen RM, Medoff J, Feldmann JM (1988) Chylous ascites and carcinoid tumors: possible association of two rare disorders. Am J Med Sci 296: 272–274

Nicholis KM, Shapiro MD, Kluge R, Chung HM, Bichet DG, Schrier RW (1986) Sodium excretion in advanced cirrhosis: effect of expansion of central blood volume and suppression of plasma aldosterone. Hepatology 6: 235–238

Papper S (1983) Hepatorenal syndrome. In: Epstein M (ed) The kidney in liver disease. Elsevier, New York, pp 87–106

Pariente EA, Bataille C, Bercoff E, Lebrec D (1985) Acute effects of captopril on systemic and renal hemodynamics and on renal function in cirrhotic patients with ascites. Gastroenterology 88: 1255–1259

Patrassi GM, Martinelli S, Sturniolo GC, Cappellato MG, Vicariotto M, Girolami A (1985) Fibrinolytic study in plasma and ascitic fluid of cirrhotic patients before and after ascites concentration reinfusion technique. Eur J Clin Invest 15: 161–165

Pavlow M (1883) The antitoxin functions of the liver. Lancet 2, 1092–1093

Pérez-Ayuso RM, Arroyo V, Planas R et al. (1983) Randomized comparative study of efficacy of furosemide versus spironolactone in nonazotemic cirrhosis with ascites. Relationship between the diuretic response and the activity of the renin-aldosterone system. Gastroenterology 84: 961–968

Pinto PC, Amerian J, Reynolds TB (1988) Large-Volume paracentesis in nonedematous patients with tense ascites: Its effect on intravascular volume. Hepatology 8: 207–210

Pinzani M, Daskalopoulos G, Laffi G, Gentilini P, Zipser RD (1987) Altered furosemide pharmacokinetics in chronic alcoholic liver disease with ascites contributes to diuretic resistance. Gastroenterology 92: 294–298

Pinzani M, Laffi G, Meacci E, la Villa G, Cominelli F, Gentilini P (1988) Intrarenal thromboxane A2 Generation reduces the furosemide-induced sodium and water diuresis in cirrhosis with ascites. Gastroenterology 95: 1081–1087

Pockros PJ, Reynolds TB (1986) Rapid diuresis in patients with ascites from chronic liver disease: The importance of peripheral edema. Gastroenterology 90: 1827–1833

Prieto M, Gómez-Lechón MJ, Hoyos M, v. Castell J, Carrasco D, Berenguer J (1988) Diagnosis of malignant ascites. Comparison of ascitic fibronectin, cholesterol, and serum-ascites albumin difference. Dig Dis Sci 33: 833–838

Prokesch RC, Rimland D (1983) Infectious complications of the peritoneovenous shunt. Am J Gastroenterol 78: 235–240

Rabinovitz M, Gavaler JS, Kumar S, Kajani M, van Thiel DH (1989) Role of serum complement, immunoglobulins, and cell-mediated immune system in the pathogenesis of spontaneous bacterial peritonitis (SBP). Dig Dis Sci 34: 1547–1552

Raeth U, Schmid H, Hofmann J, Wiedemann B, Kempeni J, Schlick E, Kaufmann M (1989) Intraperitoneal (i.p.) application of recombinant human tumor necrosis factor (rHuTNF) as an effective palliative treatment of malignant ascites from ovarian and gastroenteropancreatic carcinomas. Proc ASCO 8: 181

Rector WG (1988) Ascites kinetics in cirrhosis: Effects of rapid volume expansion and diuretic administration. J Lab Clin Med 11: 166–172

Rector WG, Ibarra F, Openshaw K, Hoefs JC (1986) Ascites kinetics in cirrhosis: Relationship to plasma-ascites hydrostatic-oncotic balance and intensity of renal sodium retention. J Lab Clin Med 107: 412–419

Reynolds TB (1987) Therapeutic paracentesis. Have we come full circle? Gastroenterology 93: 386–388

Ring-Larsen H, Siemssen O, Krintel JJ, Stadager C, Henriksen JH (1989) Denver shunt in the treatment of refractory ascites in cirrhosis. A randomized controlled trial. Gastroenterology 96: A649

Ringenberg QS, Doll DC, Loy TS, Yarbro JW (1989) Malignant ascites of unknown origin. Cancer 64: 753–755

Runyon BA (1988) Spontaneous bacterial peritonitis: An explosion of information. Hepatology 8: 171–175

Runyon BA, Hoefs JC (1984) Ascitic fluid analysis in the differentiation of spontaneous bacterial peritonitis from gastrointestinal tract perforation into ascitic fluid. Hepatology 4: 447–450

Runyon BA, Hoefs JC (1984) Culture-negative neutrocytic ascites: A variant of spontaneous bacterial peritonitis. Hepatology 4: 1209–1211

Runyon BA, Umland ET, Merlin T (1987) Inoculation of blood culture bottles with ascites fluid: improved detection of spontaneous bacterial peritonitis. Arch Intern Med 147: 73–75

Runyon BA, Antillon MR, Montano AA (1989) Effect of diuresis versus therapeutic paracentesis on ascitic fluid opsonic activity and serum complement. Gastroenterology 97: 158–162

Salerno F, Badalamenti S, Incerti P et al. (1987) Repeated paracentesis and i.v. albumin infusion to treat ‚tense' ascites in cirrhotic patients. J Hepatol 5: 102–108

Sando J, Egido J, Sanchez Crespo M, Blasco R (1982) Detection of monomeric and polymeric JGA containing immune complexes in serum and kidney from patients with alcoholic liver disease. Clin Exp Immunol 47: 327–335

Savino JA, Cerabona T, Agarwal N, Byrne D (1988) Manipulation of ascitic fluid pressure in cirrhotics to optimize hemodynamic and renal function. Ann Surg: 208: 504–509

Schäfer E (1988) Behandlung des malignen Aszites. Dtsch Med Wochenschr 113: 264–267

Schiogolev SA, Goetzl EJ, Urba WJ, Longo DL (1989) Appearance of neuropeptides in ascitic fluid after peritoneal therapy with interleukin-2 and lymphokine-activated killer cells for intraabdominal malignancy. J Clin Immunol 9: 169–173

Schölmerich J (1987) Diagnostik und Therapie des Aszites. Internist 28: 448–458

Schölmerich J (1990) Therapie des Aszites unter Berücksichtigung von Nierenfunktion und Ätiologie. Z Gastroenterol 28 [Verhandlungsband 25]: 144–149

Schölmerich J (1991) Strategies in the treatment of ascites. Hepato-Gastroenterol, im Druck

Schölmerich J, Volk BA, Köttgen E, Ehlers S, Gerok W (1984) Fibronectin concentration in ascites differentiates between malignant and non-malignant ascites. Gastroenterology 87: 1160–1164

Schölmerich J, Diener W, Köttgen E, Maier KP, Costabel U, Gerok W (1985) Die extrakorporale Ascites-Reinfusion zur raschen Ascites-Elimination bei gastroenterologischen Notfallpatienten. Intensivmedizin 22: 308–314

Schölmerich J, Gerok W (1987) Ascites. In: Gerok W (Hrsg.): Innere Medizin der Gegenwart: Hepatologie. Urban und Schwarzenberg, München 115–128

Schölmerich J, Zimmermann U, Köttgen E, Volk BA, Ehlers S, Gerok W (1987) Proteases and antiproteases related to the coagulation system in plasma and ascites. An approach to differentiate between malignant and cirrhotic ascites. Klin Wochenschr 65: 634–638

Schölmerich J, Zimmermann U, Köttgen E, Volk BA, Hasler C, Diener W, Gerok W (1987) Proteases and antiproteases related to the coagulation system in plasma and ascites. The influence of dexamethasone. Klin Wochenschr 65: 639–642

Schölmerich J, Zimmermann U, Köttgen E et al. (1988) Proteases and antiproteases related to the coagulation system in plasma and ascites. Prediction of coagulation disorder in ascites retransfusion. J Hepatol 6: 359–363

Schölmerich J, Groß V, Andus T, Leser HG (1991) „Neue Diuretika" in der Aszitestherapie. Z. Gastroenterol 29, Verhandlungsband 26: 144–148

Schrier RW, Arroyo V, Bernardi M, Epstein M, Henriksen JH, Rodés J (1988) Peripheral arterial vasodilation hypothesis: a proposal for the initiation of renal sodium and water retention in cirrhosis. Hepatology 8: 1151–1157

Shah A, Variyam E (1988) Pericardial effusion and left ventricular dysfunction associated with ascites secondary to hepatic cirrhosis. Arch Intern Med 148: 585–588

Shaw-Stiffel T, Campbell PJ, Sole MJ, Greig P, Wong P-Y, Blendis LM (1988) Renal prostaglandin $E_2$ and other vasoactive modulators in refractory hepatic ascites: Response to peritoneovenous shunting. Gastroenterology 95: 1332–138

Sherlock S, Senewiratne B, Scott A, Walker JG (1966) Complications of diuretic therapy in hepatic cirrhosis. Lancet 1, 1049–1052

Silvain C, Bouquet S, Breux JP, Beep-Giraudon B, Beauchant M (1989) Oral pharmacokinetics and ascitic fluid penetration of ofloxacin in cirrhosis. Eur J Clin Pharmacol 37: 261–265

Smart HL, Triger DR (1990) A randomised prospective trial comparing daily paracentesis and intravenous albumin with recirculation in diuretic refractory ascites. J Hepatol 10: 191–197

Söderlund C (1986) Denver peritoneovenous shunting for malignant or cirrhotic ascites. A prospective consecutive series. Scand J Gastroenterol 21: 1161–1172

Solis-Herruzo JA, Garcia-Cabezudo J, Diaz-Rubio C et al. (1986) Urinary excretion of enzymes in cirrhotics with renal failure. J Hepatol 3: 123–130

Solis-Herruzo JA, Castellano G, Larrodera L, Morillas JD, Moreno Sanchez D, Provencio R, Muñoz-Yagüe MT (1989) Plasma arginine vasopressin concentration during laparoscopy. Hepato-Gastroenterol 36: 499–503

Sonnenfeld T, Tyden G (1986) Peritoneovenous shunts for malignant ascites. Acta Chir Scand 152: 117–121

Soriano G, Teixidó M, Guarner C, Such J, Méndez C, Tena F, Enríquez J (1989) Oral norfloxacin decreases the incidence of spontaneous bacterial peritonitis in hospitalized cirrhotics with ascites. J Hepatol 9 (Suppl 1): S86

Stanley MM, Ochi S, Lee KK et al. and the Veterans administration cooperative study on treatment of alcoholic cirrhosis with ascites (1989) Peritoneovenous shunting as compared with medical treatment in patients with alcoholic cirrhosis and massive ascites. N Engl J Med 321: 1632–1638

Stassen WN, McCullough AJ (1985) Management of ascites. Sem Liver Dis 5: 291–307

Stein SF, Harker LA (1982) Kinetic and functional studies of platelets, fibrinogen, and plasminogen in patients with hepatic cirrhosis. J Lab Clin Med 99: 217–230

Tarao K, Moroi T, Hirabayashi Y, Ikeuchi T, Endo O, Takamura Y (1982) Effect of paromomycin sulfate on endotoxin in patients with cirrhosis. J Clin Gastroenterol 4: 263–267

The Spanish Group for the Study and Treatment of Ascites (1989) Multicenter randomized comparative study of therapeutic paracentesis (TP) plus intravenous albumin and peritoneovenous shunt (PV-S) in cirrhosis with refractory ascites. J Hepatol 9 [Suppl 1]: S86

Titó L, Rimola A, Ginés P, Llach J, Arroyo V, Rodés J (1988) Recurrence of spontaneous bacterial peritonitis in cirrhosis: Frequency and predictive factors. Hepatology 8: 27–31

Titó L, Ginès P, Arroyo V et al. (1990) Total paracentesis associated with intravenous albumin management of patients with cirrhosis and ascites. Gastroenterology 98: 146–151

Turner WW, Pate RM (1982) The Denver peritoneous shunt: Relationship between hepatic reserve and successful treatment of ascites. Am J Surg 144: 619–623

Vaamonde CA (1983) Renal water handling in liver disease. In: Epstein M (ed) The kidney in liver disease. Elsevier, New York, pp 55–86

Vakil N, Abu-Alfa A, Mujais SK (1989) Gentamicin nephrotoxicity in extrahepatic cholestasis: modulation by dietary calcium. Hepatology 9: 519–524

Voigt MD, Kalvaria I, Trey C, Berman P, Lombard C, Kirsch RE (1989) Diagnostic value of ascites adenosine deaminase in tuberculous peritonitis. Lancet I: 751–754

Volk BA, Schölmerich J, Wilms H, Hasler K, Köttgen E, Gerok W (1985) Treatment of refractory ascites by retransfusion and peritoneovenous shunting. Dig Surg 2: 93–97

Volk BA, Schölmerich J, Wilms H et al. (1985) Peritoneovenöser Shunt in der Aszitestherapie: Komplikationen der Behandlung. Dtsch Med Wochenschr 110: 1685–1691

Wapnick S, Grosberg SJ, Evans MI (1979) Randomized prospective matched pair study comparing peritoneovenous shunt and conventional therapy in massive ascites. Br J Surg 66: 667–670

Wapnick S, Merskey C, Doebler TK, Johnson AJ, Owen J, Harris JU, Gliedman ML (1982) Are the blood changes after peritoneovenous shunting (PVS) in hepatic cirrhosis all due to DIC. Hepatology 2: 698

Wester PO (1980) Urinary zinc excretion during treatment with different diuretics. Acta Med Scand 208: 209–212

Witte CL, Tripp MR, Witte MH (1986) Functional renal failure and liver disease. Importance of lymph imbalance in pathogenesis and treatment. J Clin Gastroenterol 8: 401–403

Yang S-S, Korula J, Sundheimer JE, Keyser AJ (1989) Digoxin-like immunoreactive substances in chronic liver disease. Hepatology 9: 363–366

Zipser RD (1986) Role of renal prostaglandins and the effects of nonsteroidal anti-inflammatory drugs in patients with liver disease. Am J Med 81: 95–103

# Kliniktaschenbücher
**Handlich · Flexibel · Preiswert**

B. Widder, Universität Ulm (Hrsg.)
## Doppler- und Duplex-Sonographie der hirnversorgenden Arterien
### Eine Einführung
3. Aufl. 1991. Etwa 230 S. 82 Abb. Brosch.
In Vorbereitung   ISBN 3-540-54154-3

V. Friedberg, Überlingen-Hödingen (Hrsg.)
## Medikamentöse Therapie in der Gynäkologie
1991. XVI, 306 S. 7 Abb. 62 Tab. Brosch. DM 48,–
ISBN 3-540-53220-X

K. Poeck, RWTH Aachen
## Diagnostische Entscheidungen in der Neurologie
2. überarb. u. erw. Aufl. 1991. XII, 270 S.
Brosch. DM 38,–
ISBN 3-540-53803-8

H. Stefan, J. Bauer,
Universität
Erlangen-Nürnberg,
Erlangen
## Status epilepticus
1990. X, 191 S.
20 Abb. 5 Tab.
Brosch. DM 32,–
ISBN 3-540-53069-X

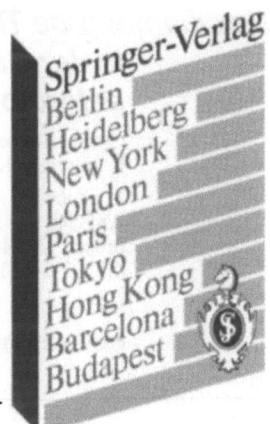

Springer-Verlag
Berlin
Heidelberg
New York
London
Paris
Tokyo
Hong Kong
Barcelona
Budapest

# Kliniktaschenbücher
## Handlich · Flexibel · Preiswert

H. Zimmermann, Thun
### Das kolorektale Karzinom
1990. VII, 92 S. 17 Abb. 15 Tab. Brosch. DM 28,-
ISBN 3-540-52690-0

J. Jörg, Wuppertal; H. Hielscher, Gelsenkirchen (Hrsg.)
### Evozierte Potentiale in Klinik und Praxis
#### Eine Einführung in VEP, SEP, AEP, MEP
2., überarb. u. erw. Aufl. 1990. XIV, 368 S. 114 Abb. 49 Tab.
Brosch. DM 44,- ISBN 3-540-50465-6

K. Howorka, Universität Wien
### Funktionelle nahe-normoglykämische Insulinsubstitution
#### Lehrinhalte, Praxis und Didaktik
Mit einem Geleitwort von M. Berger
3., vollst. überarb. Aufl. 1990. XVII, 209 S. 20 Abb.
10 Tab. Brosch. DM 32,- ISBN 3-540-51853-3

U. R. Fölsch, Göttingen; U. Junge, Bielefeld
### Medikamentöse Therapie in der Gastroenterologie
Unter Mitarbeit von C. Emde, E. Fölsch, B. Kohlschütter

2., neubearb. Aufl. 1990.
XXI, 349 S. 9 Abb. 44 Tab.
Brosch. DM 46,-
ISBN 3-540-51886-X

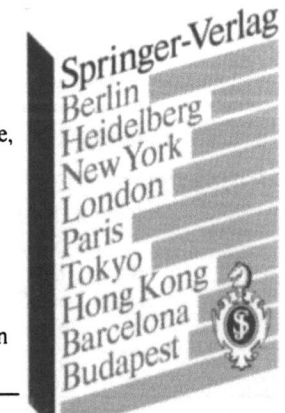

Preisänderungen vorbehalten

MIX
Papier aus verantwortungsvollen Quellen
Paper from responsible sources
FSC® C105338

If you have any concerns about our products,
you can contact us on
**ProductSafety@springernature.com**

In case Publisher is established outside the EU,
the EU authorized representative is:
**Springer Nature Customer Service Center GmbH
Europaplatz 3, 69115 Heidelberg, Germany**

Printed by Libri Plureos GmbH
in Hamburg, Germany